Robert Gasser Prof. Dr. med. PhD.,
Clemens Kaindlstorfer Dr. med.

HYPNOAKUPUNKTUR

Eine Fallsammlung

Druck und Vertrieb im Auftrag der Autorin/des Autors:
Buchschmiede von Dataform Media GmbH, Wien

www.buchschmiede.com

ISBN
Paperback: 978-3-99070-913-9
Hardcover: 978-3-99070-914-6
e-Book: 978-3-99070-915-3

HYPNOAKUPUNKTUR

Eine Fallsammlung

Robert Gasser

Clemens Kaindelstorfer

Empfohlen von der Österreichischen Gesellschaft für Medizinische Hypnose.

Autorenverzeichnis:

Folgende Autoren haben sich intensiv um die Sammlung dieser kostbaren Fallberichte aus ihrer täglichen Praxis bemüht und dazu beigetragen, dass nachfolgende Generationen in der Ausbildung zur medizinischen Hypnose und im speziellen auch zur Hypnoakupunktur anhand praxisrelevanter Beispiele mehr über das kraftvolle Tool der Hypnoakupunktur erfahren können – dafür möchten wir uns herzlich bedanken!

Christine Marth

Jitka Benesova

Brigitte Schuster-Böhm

Monika Steiner-März

Regina Pfeiffer

Christine Kocholl

Clemens Kaindlstorfer

Ilias Christidis

Robert Gasser

AUTOREN UND FÄLLE

AUFGRUND DER AUS UNTERSCHIEDLICHEN FEDERN STAMMENDEN FALLBERICHTE VON INSGESAMT 9 AUTORINNEN UND AUTOREN GIBT DIESE FALLSAMMLUNG EINEN SPANNENDEN EINBLICK IN VERSCHIEDENE ZUGANGSWEISEN VON HYPNOAKUPUNKTUR.

DIE VERSCHIEDENHEIT DER PRAXEN DER AUTOREN GARANTIEREN, DASS JEDER DIESER FALLBERICHTE EINERSEITS EINE EINZIGARTIGE SITUATION WIEDERSPIEGELT, ANDERERSEITS ALS STELLVERTRETEND FÜR HÄUFIG AUFTRETENDE SITUATIONEN GEGESEHEN WERDEN KANN.

ZUGUNSTEN BESSERER LESBARKEIT WURDE EIN STRAFFER UND SCHEMATISCH GESTAFFELTER AUFBAU DER FALLBERICHTE ANGESTREBT UND IN KOMPLEXEREN TEXTPASSAGEN AUF GENDERISIERUNG MANCHMAL ZUGUNSTEN LEICHTERER LESBARKEIT VERZICHTET.

DER KLARE AUFBAU AUS ANAMNESE UND THERAPIE (TCM, AKUPUNKTUR, HYPNOSE UND HYPNOAKUPUNKTUR) LEITET SIE ALS LESER/IN NUN DURCH EINE SPANNENDE SAMMLUNG VON 35 FÄLLEN, UM IHNEN DIE PRAKTISCHE ANWENDUNG VON HYPNOAKUPUNKTUR NÄHERZUBRINGEN.

IM NAMEN ALLER AUTORINNEN UND AUTOREN,

UNIV.-PROF. DR.MED. ROBERT GASSER PhD (Oxford, UK)

DR. MED. CLEMENS KAINDELSTORFER

Hypnoakupunktur

Hypnoakupunktur ist eine neue Synthese zweier alter Techniken. Beide sind seit Jahrtausenden der Menschheitsgeschichte in Verwendung. Die Idee, die beiden zu kombinieren kam Prof. Gasser im Jahr 2013 anlässlich der Geburt seiner Tochter. Um eine lange und schwierige Geburt zu vermeiden, machten Prof. Dr. Leopold Dorfer (Präsident der Österreichischen Gesellschaft für kontrollierte Akupunktur) und Prof. Dr.Dr. Gasser (Medizinische Universität Graz), eine Geburtsvorbereitung mit Akupunktur (Prof. Dorfer) und medizinischer Hypnose (Prof. Gasser). Erstaunt über den außergewöhnlichen Erfolg der Kombination dieser beider Therapieformen, setzten sie sich in den Kopf, eine systematische Kombination der beiden Techniken auszuarbeiten, was etwa bis 2012 dauerte, als Dr. Clemens Kaindlstorfer zu der Gruppe stieß und deren Arbeit durch seinen unermüdliche Einsatz bereicherte, sodass 2014 dann eine ausgereifte, vielfach ausgetestete Technik, die *Hypnoakupunktur* geschaffen wurde, die inzwischen schon von über hundert Ärzten in Deutschland und Österreich angewandt wird. Bereits 2016 erschien dann ein Standardlehrbuch *„Hypnoakupunktur"* (ISBN 978-3-903102-02-6; Dorfer, Gasser, Kaindlstorfer Eds.) zu dem Thema. Das hier vorliegende Werk, ebenfalls herausgegeben von Robert Gasser und Clemens Kaindlstorfer enthält eine Fallsammlung von verschiedenen *Hypnoakupunktur*ärzten aus der täglichen Praxis und zeigt auf, wie diese Methode erfolgreich einsetzbar ist.

EINLEITENDE WORTE DER HERAUSGEBER

Fallbericht Frau T. als Einführung

Clemens R. Kaindlstorfer

Als Einleitung zu diesem Werk möchte ich dem Anspruch dieser kleinen Fallsammlung gerecht werdend mit einem Fall beginnen, der mich sehr bewegt hat. Es handelt sich um eine 82 Jahre alte Patientin mit der infausten Prognose eines metastasierenden Bronchuscarcinoms im rechten Unterlappen. Frau T erhielt nach ihrer Diagnosestellung im Herbst 2013 laufend starke Chemotherapien (u.a. mehrere Zyklen mit Cis/Navelbine). Unter der Therapie entwickelte Frau T eine zunehmende AZ-Verschlechterung mit Dysurie, Brennen und Temperaturanstieg auf 39°C, Geschmacksstörungen und Dyspnoe und eine Polyneuropathie beider Füße.

Mit dieser Diagnose und den Chemotherapie-induzierten Beschwerden kam die Patientin von schließlich Ende Mai zur Hypnoakupunktur (HA). Nach ausführlicher Anamneseerhebung wurden alle HA-Termine als Hausbesuche bei Frau T fixiert und „die Wohnzimmercouch wurde zur Behandlungsliege". Therapeutisches Ziel war die Begleitung der Patientin auf Ihrem Weg bei infauster Prognose im Sinne von Schmerzreduktion, subjektiver Befindlichkeitsbesserung und Reduktion des subjektiven Erlebens der Nebenwirkungen der Chemotherapie.

Seitens der Akupunktur zeigte die Patientin einen Substanzmangel im Sinne eines Lungen-Yin-Mangels mit Lungen-Qi-Stagnation und relativem Leber-Yang-Überhang. Dieser Yang-Überschuss bewirkte im Rahmen der 5 Wandlungsphasen eine ständige Übelkeit und Schlaflosigkeit der Patientin. Ein durch die Karzinomerkrankung bedingter Nieren-Yang-Mangel bewirkte zudem eine andauernde Tagesmüdigkeit, Antriebslosigkeit, Schwäche und störende Polyneuropathien. Seitens der medizinischen Hypnose hatte Frau T keinerlei Vorerfahrung – sie meinte nur, dass sie „nicht an diese Zaubereien" glaube.

Nach einer ausführlichen Aufklärung über die Grundlagen von TCM und Hypnose konnte die Patientin zu einer ersten HA motiviert werden: Zuerst wurden die Akupunkturpunkte nach individuellem Punkteprogramm genadelt (mit Fokus auf Lunge und Niere; Zudem Stärken der Mitte). Eine auf die Nadelung folgende Tranceinduktion mittels Basissophronisation erwirkte rasch eine Tiefenentspannung mit leichter und ruhiger Atmung. Die erste Sitzung dauerte von Beginn der Nadelung bis zur Trance-Rückführung 2½h. Die Patientin selbst erlebte diese Zeit subjektiv als 15-20 Minuten. Der Zeitpunkt „20 Minuten" ist deshalb interessant, da dies der Augenblick der Nadelentfernung war. Nadelentfernung wirkt als Tranceverstärker – alles wird leicht und ein „fließendes Gefühl" entsteht.

In diesen 2½h wurde Frau T eine Stellvertretergeschichte erzählt, in welcher sich ihr Unbewusstes als junges Mädchen wiederentdecken konnte. Dieses junge Mädchen hatte etwas Besonderes: Es konnte Organe des eigenen Körpers wie fremde Länder bereisen und dort neue Lebenserfahrungen sammeln. Diese Lebenserfahrungen führen zu neuen Wahrnehmungen im Körper und werden unbewusst in die Alltagserfahrungen eingebaut. Die weiteren HA-Sitzungen erweitern dann die Akupunkturtherapie und die Organreise in der Trance, sodass die Patientin immer leichter und immer tiefer in Trance ging. Die Katze von Frau T kam häufig in das Behandlungszimmer und legte sich während der HA vorsichtig auf den Bauch der Patientin. Tiefes Schnurren wurde utilisiert und verstärkte so die Trancebilder. Frau T hatte von diesem „Mitwirken" ihrer Katze in den Trancen bewusst nichts wahrgenommen – unbewusst dürfte dieses tief entspannte Schnurren jedoch die Metaphern und Suggestionen im Inneren der Patientin gefestigt haben.

Zweimal pro Woche wurde ein Hausbesuch zu je 2-3h absolviert, gesamt waren es 16 HA-Sitzungen für die Patientin. Im Verlauf zeigten sich folgende Veränderungen:

Nach der zweiten Sitzung berichtete Frau T von einem Ausbleiben der Tagesmüdigkeit mit einer Zunahme des Nachtschlafes. Zudem erschien ihr das Atmen „freier" und sie fand positive Motivation für ihre verbleibende Lebenszeit, war plötzlich an einem Urlaub interessiert – an einer Reise mit ihrer Freundin, zu der sie vorher nicht die Kraft gefunden hatte. Die Übelkeit nahm nach der vierten Sitzung immer weiter ab und es blieben von den eingangs stark störenden Geschmacksbeeinträchtigungen nur leichte Fehlwahrnehmungen über.

Nach der fünften Sitzung berichtete Frau T von einer sehr interessanten Beobachtung: Sie spüre wieder beide Füße „wie früher“ – ihre Polyneuropathie habe sich „aufgelöst“. Ich bat die Patientin, diesen Umstand bis zu unserem nächsten Treffen zu beobachten und es stellte sich heraus, dass die ansonsten stets kalten Zehen nun den gesamten Tag über warm blieben und das zweite Paar Socken, welches sie gerne trug, nicht mehr gebraucht wurde. Zudem war die Auflösung der Polyneuropathie scheinbar eine dauerhafte Erscheinung – bis zu ihrem Tod im Herbst 2014 blieben die Füße von Frau T von da an subjektiv beschwerdefrei. Auch die Stimmungslage der Patientin blieb positiv. Sie erzählte, dass sie den Verlauf Ihrer Erkrankung als Teil des Rhythmus der Natur erleben konnte, in welchen sie nun bereit war, sich neugierig einzufügen, offen für alles, was kommt.

Chinesische Akupunktur und medizinische Hypnose – zwei Zahnräder, die wunderbar ineinandergreifen. Sie ergänzen sich in der Therapie nicht nur, sondern in der Kombination verstärkt eine Technik die andere. Es war erstaunlich zu sehen, wie in dieser zuerst hoffnungslosen und deprimierten Patientin neue Kräfte mobilisiert werden konnten, welche ihr auf dem letzten Lebensweg eine wichtige Unterstützung im Alltag gaben. Nach langer Überlegung setzte Frau T. schließlich in Absprache mit ihrem Onkologen den letzten Zyklus der Chemotherapie ab und organisierte ein neues Zuhause für ihre geliebte Katze. Sie fuhr dann tatsächlich noch Ende August 2014 in den Urlaub und als wir abschließend im September telefonierten, wusste ich, dass diese Patientin ihren Weg friedlich zu Ende gehen würde. Zwei Tage später verstarb Frau T.

BEMERKUNG:

Der Fallbericht soll wie alle weiteren folgenden Fälle in diesem Buch beispielhaft die Anwendung der HA erläutern. Nicht immer zeigen sich so rasch wie bei dieser Patientin durchschlagende Erfolge. Dennoch profitieren die meisten der Patienten von der HA, da diese neue Therapieform beide Seiten des Daseins (Körper und Geist) im Sinne einer ganzheitlichen Medizin verbindet. Besonders beeindruckend war die Auflösung der Polyneuropathie, da weder seitens der Akupunktur bewusst dieses Problem therapiert, noch seitens der Trancesprache explizit auf die Polyneuropathie eingegangen wurde. Die Patientin hat in dem freien Raum, welcher durch offenes Formulieren entsteht, im Unbewussten neue Türen geöffnet und so selbst diese Missempfindung in den Füßen beseitigt. Daran kann man beispielhaft das Potential der HA als Unterstützung zur Selbsttherapie des Menschen erkennen und wird sichtbar, dass die medizinische Hypnose den Patienten begleitet, Heilung oder Veränderung jedoch dieser selbst herbeiführt. Dies ist ein wesentlichen Grundsatz der medizinischen Hypnose. Anstelle vorgegebener Therapieschemata oder einer Standardmedikation setzt die HA auf das Individuum und auf sein Potential zur Selbstheilung. Wie Milton H. Erickson, der Begründer der modernen medizinischen Hypnose, stets betonte: *„Die Verantwortung eines Therapieerfolges liegt nicht beim Arzt/beim Hypnotiseur – sie liegt beim und im Patienten/Hypnotisanten, wenn auch oft verborgen!“*

Worte zum Thema Medizinische Hypnose als Einführung

Robert Gasser

Medizinische Hypnose stellt, richtig eingesetzt, ein mächtiges Instrument in der Behandlung verschiedenster Krankheitsbilder dar. In Bezug auf die Begrifflichkeit lässt sich einleitend vermerken, dass zwischen Trance und Hypnose insofern unterschieden wird, als dass *Trance* das vom Patienten Erlebte ist und *Hypnose* das vom Hypnotiseur durchgeführte. Trance ist ein Zustand nach innen fokussierter Aufmerksamkeit, es handelt sich dabei auch um eine subtile Form von Kommunikation, einen eigentlich physiologischen Zustand (im englischen auch als heightened awareness beschrieben).

Der Zustand von *Trance* kann auch als traumähnlich gedeutet werden – im Volksmund manchmal als „ins Narrenkastl schauen“ oder als „Tunnelblick“ bezeichnet. Ähnliche Zustände sind Tagträumen und Tiefenentspannung. Der Patient kann während einer Trance auch durchaus sprechen bzw. kommunizieren. Die Trance wird als veränderter Bewusstseinszustand erlebt, in dem eine bestimmte Form von Wachheit erhalten und der Patient begrenzt orientiert ist. Subjektiv empfindet der Patient eine veränderte Wahrnehmung – auch Parästhesien können auftreten. Der Trancezustand hinterlässt oft eine Amnesie.

Hypnose hingegen ist das Herbeiführen einer Fokussierung des Bewusstseins von außen nach innen durch den Arzt. Er verwendet dazu bestimmte Sprachmuster, Monotonie aber auch gezielt gesetzter Pausen und Wortauslassungen, man bezeichnet das als Fremdhypnose. Medizinische Hypnose ein therapeutisches Instrument mit dem der Zugang zum Unbewussten hergestellt wird. Oft kann durch Hypnose auch von außen eine Symptombewältigung unterstützt werden und durch den

Arzt innere Heilungsmöglichkeiten aktiviert werden. Die medizinische Hypnose ist eine zweckgerichtete Anwendung, die das Tor zum Unbewussten über die Suggestion nützt.

Um die Wirkung medizinischer Hypnose im Kontext von Hypnoakkupunktur zu verstehen, ist es für den Leser wichtig, Bewusstes und Unbewusstes klar begrifflich unterscheiden zu können. Das *Bewusste* ist offenkundig, linear, logisch, vergesslich, entspricht unserem normalen Denken, ist zumeist klar und im Verhältnis zu dem Unbewussten in seiner Leistung winzig klein (10 – 20 bits pro Sekunde). Es entspricht wohl dem was wir rationales Denken oder Vernunft nennen, in der Computersprache würde man das bewusste Denken mit dem Arbeitsspeicher vergleichen. Ganz anders das *Unbewusste*, das tief im Verborgenen liegt und von dort aus handelt. Ein Staat im Staat. Das Unbewusste kann sich oft irren. Es ist „dreidimensional" statt linear, führt viel Prozesse gleichzeitig durch, hat alles für alle Zeit gespeichert, ist oft mit Intuition gleichgesetzt und arbeitet wie von selbst. Ein Ausdruck, der das Unbewusste gut beschreibt, ist „Bauchgehirn" oder „Bauchgefühl". Phylogenetisch ist das Unbewusste alt, es arbeitet nicht immer logisch und ist stark mit dem Geruchsinn assoziiert. Es ist das, was wir im Tierreich als Instinkt kennen. Im Unbewussten angesiedelt ist wohl auch das kollektive Gedächtnis. Eine Grundannahme ist, dass uns das Unbewusste immer wohlgesonnen ist, sich für das bewusste Denken aber oft unklar und unnachvollziehbar verhält, ähnlich wie die Träume. Im Bezug auf Leistung scheint es im Verhältnis zum Bewussten unendlich groß zu sein, verarbeitet 10 – 12 Mio bits pro Sekunde, folgt einer eigenen Sprache und Logik, hat einen endlose Speicherkapazität, vergisst nichts, ist kaum steuerbar und kann die sprachliche Negation meist nicht umsetzen. Die Unterscheidung zwischen Bewusstem und Unbewusstem ist wesentlich, um die Wirkung von Medizinischer Hypnose bzw. der Trance gut zu verstehen.

Wie erreiche ich nun den Zutritt zum Unbewussten? Nicht nur Hypnose öffnet den Weg ins Unbewusste, auch durch Träumen, Trommeln, durch Musik und Klänge, durch bestimmte Gerüche und Rituale, gleichmäßige Bewegungen (Flow!) gelangt man dorthin. Bestimmte Sprachmuster und Strukturen erleichtern den Zutritt zum Unbewussten, ebenso wie Meditation, Gebet, bewusstes Atmen, Visualisieren, Fokussieren, Zentrieren, Formen der Achtsamkeit, aber auch Drogen, Geisteskrankheiten (Halluzinationen), Geistreisen, Rebirthing und andere Techniken. Auch andere Techniken der Berührung (Mesmer), Körperarbeit, Streaming, Channeling usw. führen in das Unbewusste.

Die Techniken zur Tranceinduktion sind so zahlreich wie die Zahl der Hypnotiseure. In manchen Bereichen stellt die Hypnose ein hervorragendes Werkzeug dar (z.B. Raucherentwöhnung, Schmerzkontrolle/Schmerzdissoziation, Gewichtsreduktion, Suchtbehandlung, Lifestyleänderungen etc.), um gezielt Veränderungen beim Patienten hervorzurufen. Da die medizinische Hypnose in erster Linie eine unterstützende Maßnahme bei den meisten Erkrankungen darstellt und sich auch nicht mit der Hypnotherapie aus Sicht der Psychotherapie identifiziert, stellt sie eine Methode dar, die mit anderen Techniken sehr gut kombinierbar ist. In jahrelanger Arbeit haben Dr. Clemens Kaindlstorfer und ich gemeinsam mit Dr. Leopold Dorfer versucht, die beiden Techniken näher aneinander heranzuführen und spezifische Synergien der beiden Techniken herauszuarbeiten. Diese wurden von uns in zahlreichen Kursen vermittelt, aber auch in unserem Standardwerk „Hypnoakkupunktur" in AM Verlag erschienen (ISBN 978-3-903102-02-6)

Nachdem so zahlreiche Kollegen in Österreich und Deutschland von uns in Hypnoakupunktur ausgebildet wurden, haben sich im Rücklauf sehr interessante Fragestellungen ergeben, wurden Fälle präsentiert, gemeinsam diskutiert. Die vorliegende kleine Fallsammlung enthält Fälle aus dem Alltag, in denen gezeigt werden konnte dass sich die Kombination der beiden Techniken hervorragend zur Behandlung eignet. Das Studium der Fälle soll den praktizierenden Hypnoakkupunkturarzt unterstützen, sein Verständnis in der Materie zu erweitern und zu vertiefen.

Buchhinweise:

Dorfer L, Gasser R., Kaindlstorfer C.: Hypnoakupunktur. Am-Verlag Graz, 2016

Hofer H., Gasser R.: Lebensstiländerungen mit Hypnose. Akademikerverlag, Saarbrücken, 2014

Zwanzger K, Gasser R., Brussee H.: Erweiterte ärztliche Kommunikation, Akademikerverlag, Saarbrücken, 2014

Keil P., Gasser R., Brussee H.: Ärztliche Hypnoseverfahren und Induktionstechniken, Verlagshaus der Ärzte, Wien, 2012

Hahnkamper B., Gasser R., Brussee H.: Raucherentwöhnung mit Hypnose, Verlagshaus der Ärzte, Wien, 2012

Aufbau und Verlauf der Hypnoakupunktur

Tabelle 1: Aufbau der Hypnoakupunktur

Anamnese	Diagnostik	Therapie
Symptome	**TCM**	**TCM**
...Dauer der Symptome, genaue Definition der Art der Symptome	...Zunge	...Akupunktur (Lokale Punkte, übergeordnete Punkte, Fernpunkte)
...Rhythmus der Symptome (circadian vs. andauernd, wellenförmig, intermittierend, ...)	...Puls	...Kräuter, Ernährung, TCM-Lehre, Akupressurpunkte, Strom, Moxatherapie
...komplette Statuierung/Abklärung schulmedizinisch (!) geht vor Komplementärmedizin	...Funktionskreise	...5 Elemente-Lehre, Wandlungsphasen, übergeordnete Regeln (Mutter-Kind,...)
Besserung bei...	**Hypnose**	**Hypnose**
Bewegung/Sport	...VAKOG	...Induktion der Trance (verschiedene Induktionstechniken, "Geschichtenerzählen")
Musik/ Entspannung	...eigene Wahrnehmung	...Trancearbeit, Refraiming, Vertiefung der Trance
Ruhe/Dunkelheit	Safe Place/ Trancebilder	...Metaphern/Suggestionen/Seedings und anschließend Entfernen der Nadeln

Lärm/Licht/ Ablenkung	Induktionstechniken	Dehypnose, Ausleitung, Rückführung
Verschlechterung bei…	**Hypnoakupunktur**	**Hypnoakupunktur**
Bewegung/Sport	…VIP-Punkt	…Kombination der Suggestionen mit den Punkten
Musik/Entspannung	…Akupressur	…Kombination der Suggestionen mit den Meridianen
Ruhe/Dunkelheit	…Reise durch die Meridiane	…Kombination der Suggestionen mit den Funktionskreisen
Lärm/Licht/ Ablenkung	Elementelehre	…Feedback, Austestung, RAC - VIP-Punkt definieren und Pat.

Tabelle 2: Grundschema der Hypnoakupunktur

Tabelle 2

Schematischer Ablauf Hypnoakupunktur

1. **Variable Punkte**
   a. Die eigene Zeit, die im Praxisablauf für einen Patienten/eine Patientin zur Verfügung steht
   b. Persönlichkeit des Patienten/der Patientin – ist eine Hypnose grundsätzlich möglich/erwünscht?
      i. Cave: Kontraindikationen für Hypnose beachten!
   c. Indikationen
      i. Darauf aufbauend Therapie
      ii. Akupunktur und Hypnose
      iii. Gegenseitiges Verankern der beiden Techniken
   d. Hausübung für den Patienten/die Patientin
      i. Meridianumlauf
      ii. Akupressur
      iii. Selbsthypnose

iv. Tagebuch

2. Fixe Punkte/Ablauf
   i. Hypnoseadaptierte TCM-Anamnese und Befunderhebung
   ii. Recourcen ausloten
   iii. Nadelung
   iv. Tranceinduktion
   v. Safe Place TCM-adaptierten Bildern
   vi. TCM: 5 Elemente; Meridianumlauf (in einem befindet sich ein Problem, alle helfen zusammen)
   vii. Trancearbeit
   viii. Nadeln entfernen (Trance: „Die Punkte für Energieströme öffnen“; „Alles wird leicht und fließt angenehm“; Tranceverstärkung, Ankern) und Rückführung aus der Trance
   ix. Testen: RAC, Palpieren, Pressieren

3. Tipps und Tricks
   i. Kommentieren des Verlaufes und Ablaufes in ruhiger „Trancesprache“ wirkt bereits leicht tranceinduzierend und ermöglicht eine angenehme Nadelung

ii. Arbeiten nach der Meridianuhr: Entfernen der Nadeln im Meridianumlauf und Beginnen mit dem Meridian, der gerade mit Chi versorgt wird.
iii. Zeit einplanen für eine kurze Nachbesprechung und das Austesten der Punkte

Fälle

Fall 1 – Das Herz des Künstlers

ANAMNESE/DIAGNOSTIK:

Im Sinne des Datenschutzes habe ich persönliche Eigenschaften wie Familienverhältnisse etc. und gewisse persönliche Eigenschaften die eventuell auf jemanden deuten könnten, geändert. Die Eigenschaften die für die Anamnese aber besonders wichtig sind habe ich belassen, so dass die oben beschriebenen Änderungen auf die Sinnhaftigkeit und Bedeutung der Fälle keine Auswirkung haben. Aus Gründen der Einfachheit, verwende ich in meinen nachfolgenden Beschreibungen Begriffe wie „die Patienten" und richte mich selbstverständlich sowohl an meine männliche Patienten und weibliche Patientinnen.
Circa 40 jähriger Patient kommt in meine Praxis zu einer internistischen Untersuchung
aufgrund von Müdigkeit, Mattigkeit, Abgeschlagenheit, Schwindel, Verdacht auf
Bluthochdruck, Schmerzen im Brustkorb und Herzbeschwerden/Palpitationen. Er ist
Künstler mit einer deutlichen beruflichen Belastung, arbeitet an mehrere Arbeitsstellen,
und muss lange Zeit im Auto verbringen um diese Arbeitsstätten zu erreichen. Der Patient suchte schon einen HNO-Arzt, einen Internisten und einen Neurologen auf.
Es wurden mehrere Untersuchungen durchgeführt, zusammengefasst wurde die Diagnose
Überlastung und Panik Attacken im Rahmen einer Angststörung gestellt.

Der Patient wurde zum Facharzt für Psychiatrie überwiesen, der die Diagnosen bestätigte und eine antidepressive medikamentöse Therapie einleitete. Nachdem schon ein großer Teil der diagnostischen Untersuchungen durchgeführt worden war, habe ich dem

Patienten erklärt, dass alle bisher behandelnden Ärzte und Ärztinnen ihre Arbeit korrekt, gewissenhaft und kompetent durchgeführt haben.

Im Rahmen der Anamnese erhob ich folgendes:
- wann begannen die Beschwerden?
- was ist genau zu diesem Zeitpunkt passiert?
- was glaubt er, dass die Ursache der Beschwerden sind?

Beim nächsten Termin betonte der Patient, dass ihm bereits durch diese einfachen Fragen der Eindruck entstanden sei, von mir „ernst genommen" worden zu sein. Die bisher von den behandelnden Kollegen gestellten Diagnosen und medikamentöse Therapien waren korrekt und plausibel, vermutlich fühlte sich der Patient eher nicht ausreichend wertgeschätzt oder verstanden und der Rapport zwischen den Ärzten und ihm war nicht ideal. Ich motivierte den Patienten mir noch genauere Details seiner Beschwerden zu erzählen.

Die Panikattacken bekam er zeitweise im Auto, sodass sogar „die Rettung einmal auf die
Autobahn kommen" musste, nachdem die Herzbeschwerden sehr intensiv waren. Als
Künstler musste er ständig mit dem Gefühl des Versagens kämpfen, Auftritte,
Lampenfieber, der intensive Stress der Vorbereitungen..... und er erzählte mir sehr persönliche Details seines Lebens. Erfreulicherweise konnte ich ein Vertrauensverhältnis aufbauen und er bat mich, eine nochmalige internistische Untersuchung durchzuführen. Ich empfand dass eine solche nicht notwendig ist und klärte ihn diesbezüglich auch auf, nachdem alle erforderlichen Untersuchungen bereits durchgeführt worden waren. Da der Patient aber darauf bestand, führten wir nochmals internistische Untersuchungen durch. Es konnte kein morphologisches Korrelat für

die Herzbeschwerden gefunden werden, auch eine arterielle Hypertonie wurde nicht bestätigt, das Herz-Kreislaufsystem altersentsprechend unauffällig.

Ich klärte den Patienten über die Möglichkeiten der Hypnoakupunktur auf und er willigte ein, diese durchzuführen.

AKUPUNKTUR/TCM:

Es ist nicht ungewöhnlich dass ein Künstler Herzbeschwerden bekommt, betrachtet von der Seite der TCM. Zum Funktionskreis des Herzens gehören die Kreativität, die Ideen, die Spiritualität, alles Eigenschaften die ein Künstler braucht. Deshalb ist auch bei unserem Patienten dieser Funktionskreis besonders sensibel. Da der Patient überdies unter einer Angststörung leidet, ist auch der Funktionskreis der Niere betroffen. Betrachtet aus der Perspektive der Wandlungsphasen - beziehungsweise Zyklen, funktioniert der kontrollierende Zyklus Niere => Herz nicht ordnungsgemäß(Großmutter-Enkelkind-Regel). Die Folge sind Beschwerden wie von unserem Patienten beschrieben.

Ich verwendete in der Akupunktur folgende Punkte:

- Körper Akupunktur: He7, KG12, Ni3, MP6, Ma36, Le3, LG20, Yin Tang
- Ohr Akupunktur
- dominante Seite: 0, Ω, Freude, Lateralitätssteuerpunkt, Kleinhirn/Schwindelpunkt
- nicht dominante Seite: Angst
- links: Herz/Plexus cardiacus

HYPNOSE:

Induktion: Zahlen Technik, mit den Arm als Separator

Verwendete Metaphern/Geschichten (Auswahl): Student der unter Prüfungsangst leidet, beobachten wie er auf der Uni im Hörsaal sitzt und eine Prüfung ablegt, wahrnehmen welche Gefühle entstehen, beobachten wie der Student immer gelassener wird, mit einem Lächeln und Zuversicht die Prüfung ablegt, wie seine Gefühle sich mehr und mehr ändern... ins positive…die Angst wird immer kleiner…
Sich Zeit schenken und eine „freundliche Uhr", die als Zifferblatt ein lächelndes Gesicht
hat, die sehr rhythmisch, langsam tickt und sich vollkommen auf die eigenen Bedürfnisse anpasst...
Nachdem der Patient Künstler war, verwendete ich sehr viele Bilder mit Musik kombiniert, wo manche Kombinationen den Stress und Belastung darstellten und manche die Ruhe und Ausgeglichenheit.

Utilisieren: Während einer Hypnose geschah etwas Unerwartetes. Die Heizung im Gebäude meiner Ordination war defekt und die Reparaturfirma kam genau zum Zeitpunkt der Hypnoakupunktur um diese zu reparieren. Der Lärm der dabei entstand war enorm. Ich begann die Lärmbelästigung mit Stresssituationen oder unangenehmen Situationen zu vergleichen und die Pausen zwischen den Lärmphasen als kleine Ruheoasen. Und die größte Überraschung erlebte ich dann nach der Rückführung, wie ich den Patienten fragte, wie die Hypnoakupunktur für ihn war bzw. ob es sich an irgendetwas Unangenehmes erinnern kann und die Antwort *Nein* war.

ERGEBNIS:

Nach 2 Behandlungen hatten sich die Herzbeschwerden gebessert, der Patient erwähnte
dass er sich erleichtert fühlt, nach 3 Behandlungen hatten sich die Panikattacken während des Autofahrens ebenso deutlich gebessert. Nach 4 Behandlungen entschieden wir uns, auch auf Wunsch des Patienten, die Hypnoakupunktur einmal im Monat durchzuführen (vorher waren die Abstände 2-wöchentlich). Der Patient erwähnte mehrmals, dass er gerne in der Trance verweilt hätte und das Zurückholen mittels Zählen im jedes Mal leid tat.

Ich gab dem Patienten auch Anleitungen, wie er selber eine Selbsthypnose durchführen
kann.

SCHLUSSFOLGERUNG:

Da der Beruf ein wesentlicher Bestandteil des Lebens ist, verwende ich immer im
Rahmen der Induktion aber auch während der Trancearbeit Elemente aus dem
beruflichen Bereich der Patienten. Seit dieser Hypnoakupunktur, suggeriere ich den Patienten gleich zu Beginn der Hypnose, dass sie Außengeräusche wahrnehmen werden, die sie nicht „stören" sondern noch tiefer in eine Trance bringen werden, Geräusche als Tranceverstärkung
man sollte immer während der Hypnose mit Überraschungen rechnen und seine eigene Flexibilität trainieren um diese zu utilisieren.

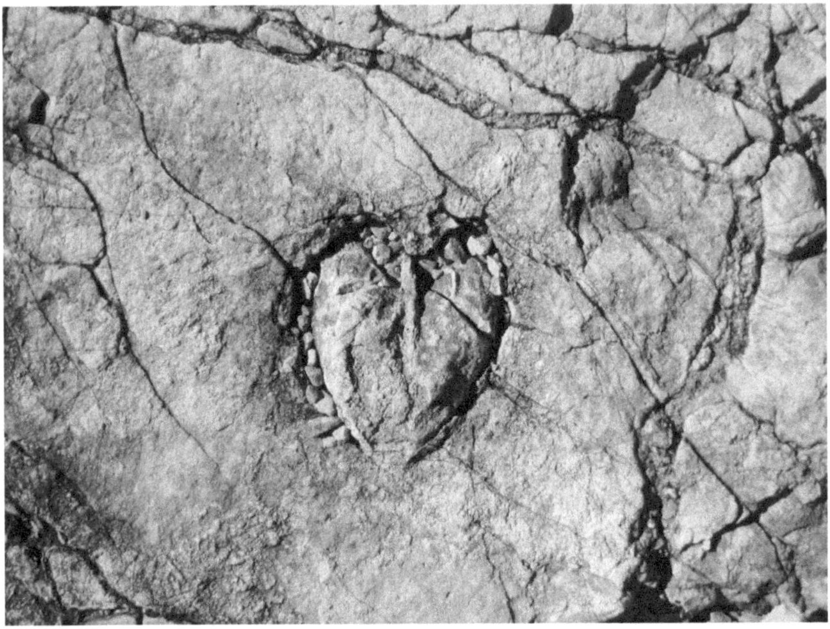

Fall 2 - Der Frosch im Hals

ANAMNESE/DIAGNOSTIK:

Der nächste Patient ist ein hoher Angestellter im öffentlichen Dienst, politisch tätig, hatte enormen Stress mit unregelmäßigen Arbeitszeiten, musste ständig erreichbar sein. Es folgte ein unfreiwilliger Jobwechsel, in einem Bereich der für ihn neu war, in der Chefetage jemand, der von ihm unverhältnismäßig viel Leistung verlangt. Er bezeichnet sich selber als Perfektionisten, nur mit so einer Arbeitsweise sei er zufrieden und steht daher unter den gegebenen Umständen unter starkem Stress.

Der Patient ist Raucher und hatte den Wunsch rauchfrei zu werden, war deshalb schon bei mir zur Hypnoakupunktur und Raucherentwöhnung, er konnte dadurch den Zigarettenkonsum auf 1/3 der ursprünglichen Menge reduzieren und er war gerade dabei ganz rauchfrei zu werden.

Der Patient meldet sich bei mir und bittet um einen internistischen Termin weil er ein Globusgefühl/Druckgefühl im Halsbereich hat mit Schluckbeschwerden zu ganz verschiedenen Tageszeiten und Situationen. Meinerseits habe ich eine internistische Abklärung mit Ultraschall durchgeführt, vor allem Schilddrüse und Halsweichteile, zusätzlich auch eine Herzabklärung mittels Echokardiografie, Ergometrie und EKG. Die erhobenen Befunde waren unauffällig, aufgrund der Raucheranamnese habe ich den Patienten auch zum HNO Arzt überwiesen, der eine endoskopische Abklärung durchführte und zusätzlich auch eine Magnetresonanztomografie des Halses. Nachdem auch diese Befunde in Ordnung waren, schlug ich dem Patienten vor, eine Hypnoakupunktur durchzuführen.

AKUPUNKTUR/TCM:

Körper Akupunktur: Ich verwendete ein sogenanntes „Antistress Programm“: He7, Yin Tang, Ni 6, Le 3, LG 20 zusätzlich den relaxierenden Punkt für die Muskulatur Dü 3 und den Meisterpunkt für die Muskulatur Gb 34, zusätzlich Punkte für die Region Hals: Ma 36, Lu 11.

Ohr Akupunktur:

Dominante Seite: 0, Pharynx Punkt, Lateralitätssteuerpunkt, Freude Punkt

Nicht dominante Seite: Valium Punkt, Frustrationspunkt, Angstpunkt

HYPNOSE:

Induktion: da der Patient schon „ein erfahrener Hypnoakupunktur-Patient war“, war die Induktion sehr einfach und kurz, der Patient war sehr schnell in Trance.

Verwendete Metaphern/Geschichten (Auswahl):

In der Trancearbeit verwendete ich eine Geschichte von Kindern die im Winter draußen spielen und einen Schneemann bauen, die lachend und schreiend in der frischen kühlen Luft spielen. Kühle Luft wirkt sich auf ein Globusgefühl günstig aus. Ich verwendete als Metapher Kinder die versuchen dem Schneemann einen alten Mantel anzuziehen, der aber zu eng war und sich dann wieder entschließen diesen auszuziehen und somit sei der Schneemann dann vollkommen frei und kann gut tief ein und ausatmen.

ERGEBNIS:

Nach 2 Sitzungen hat sich erfreulicherweise das Globusgefühl aufgelöst.

Im Vorgespräch mit dem Patienten habe ich ihm auch die Frage gestellt, was passieren würde wenn er gewisse Aufgaben in seinem Job nicht zu 100 %, sondern zu 80 % gut machen würde. Für den Patienten war das eine befremdende Vorstellung, er musste aber zugeben dass weder die Effektivität noch die Effizienz seiner Arbeit wesentlich beeinträchtigt werden würden, durch einen etwas geringen Leistungseinsatz. Das ist das sogenannte Pareto Prinzip (80 % der Ergebnisse mit 20 % des Gesamtaufwandes erreicht werden, während die verbleibenden 20 % der Ergebnisse mit 80 % die meiste Arbeit benötigen), welches ich öfter Patienten empfehle. Nach einiger Zeit fühlte sich der Pat. gelassener und konnte mit dem Druck in seiner Arbeit viel besser umgehen.

SCHLUSSFOLGERUNG:

Es spielte sicher eine wesentliche Rolle, dass der Patient die Hypnoakupunktur schon kannte und somit sehr leicht in eine Trance geführt werden konnte, die zusätzlich sehr tief und entspannend war, deshalb sollte man sich selber als Therapeut immer auch Zeit geben bis sich Patienten an die Hypnose gewöhnen. Persönlich glaube ich dass Hypnose und der Trancezustand von Seiten des Hypnotisanten leicht erlernbar sind. Einfache unkomplizierte Geschichten/Metaphern mit Kindern haben, meiner Erfahrung nach, eine sehr gute suggestive Wirkung.

Im Vorgespräch mit dem Patienten sollte man versuchen, auch auf bewusster Ebene wesentliche und leichte Ansätze aufzuzeigen, die keinen innerlichen Widerstand erzeugen aber Seiten beleuchten, die der Patient noch nicht kennt oder vielleicht kennt und sich nicht traut umzusetzen (bei unserem Patienten das Pareto Prinzip).

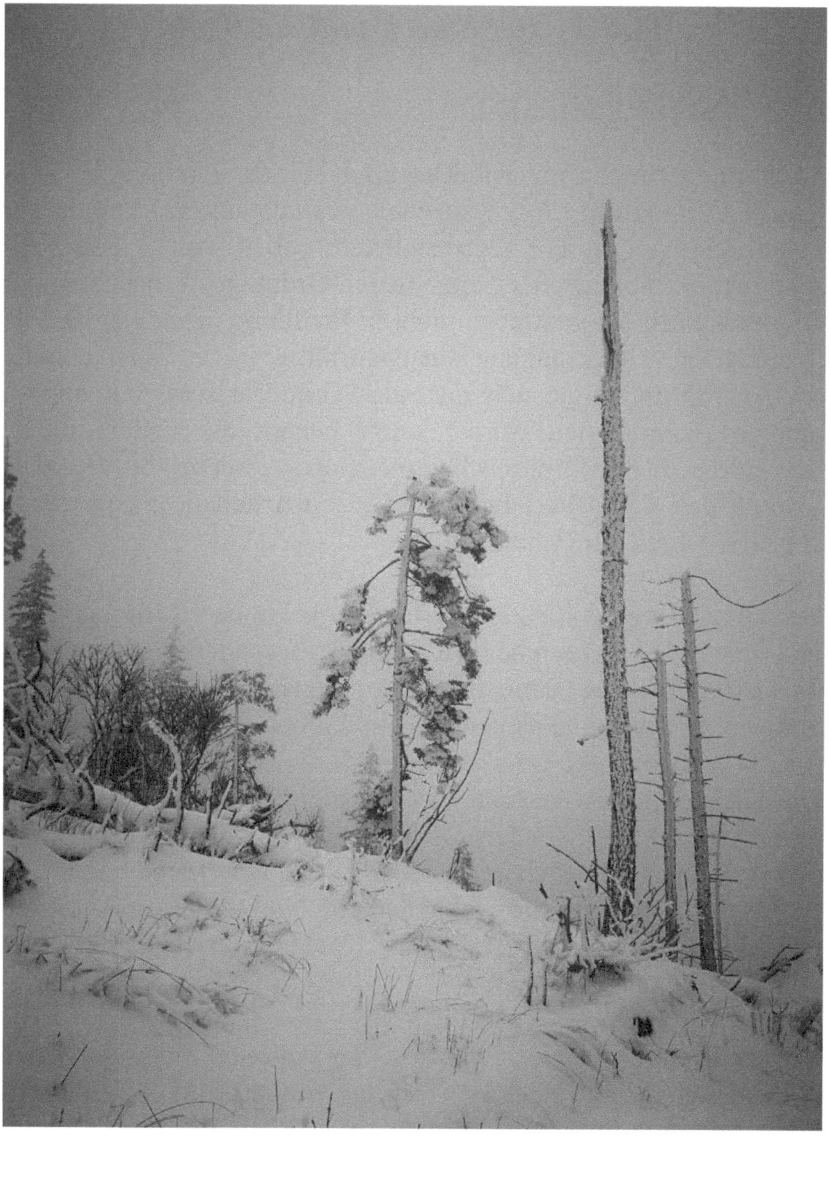

Fall 3 - Der Storch und die Wolke

ANAMNESE/DIAGNOSTIK:

30-jährige Patientin mit Kinderwunsch seit ca. 2 Jahren, bekanntem PCO Syndrom (Polyzystisches Ovarialsyndrom) kommt zur Untersuchung um festzustellen, ob von internistischer/endokrinologischer Seite alles in Ordnung ist, nachdem der Kinderwunsch bis jetzt noch nicht in Erfüllung gegangen ist. Die internistische Untersuchung war unauffällig, in der Untersuchung der Schilddrüse zeigte sich, dass die Schilddrüsenwerte knapp im unteren Normbereich waren, somit bekam die Patientin eine Schilddrüsen Substitutionstherapie (ich versuche bei Kinderwunsch den TSH Wert bei ca. 1-1,5 einzustellen, entsprechend auch der Klinik der Patientin).

Der Gynäkologe der Patientin machte ihr keine Hoffnungen, jemals ein Kind bekommen zu können, besonders aufgrund der Tatsache, dass die Patientin keine Menstruationsblutung hatte und konsekutiv zeigte sich auch kein Aufbau des Endometriums.

Die Ursache unerwünschter Kinderlosigkeit ist manchmal nicht organischer Natur, sondern oft besteht ein „tieferer Grund" und dieser Grund findet sich bei jedem dieser Paare irgendwo anders. TCM geht auf solche Möglichkeiten ein. Nicht selten spielt Stress oder der Umgang mit diesem im Kontext mit Kinderlosigkeit eine Rolle.

im vorliegenden Fall - obwohl bei der Patientin eine organische Erkrankung vorlag (PCO Syndrom mit Amenorrhoe) – schlug ich der Patientin vor ein HA Konzept mit TCM Elementen zu entwickeln und eben einen anderen Ansatz zu wählen. Nach umfassender Aufklärung, insbesondere, darüber, dass keine gesicherten

Daten zu diesem Konzept vorlagen, entschloss sich die Patientin, eine Therapieversuch durchzuführen.

AKUPUNKTUR/TCM:

Körperakupunktur: Zyklus spezifische Akupunktur (Kurs: TCM bei Kinderwunsch von O. Pojer-Krammer-Österreichische Gesellschaft für kontrollierte Akupunktur) und Balance Akupunktur nach Richard Tan.
Ohr Akupunktur:
Dominante Seite: 0, Thalamus, Ovar, Uterus, Lateralitätssteuerpunkt, Freude
Nicht dominante Seite: Valium Punkt, Frustrationspunkt
Chinesische Kräutertherapie verwendete ich bei dieser Patientin nicht.

HYPNOSE:

Induktion: eine Art Basissophronisation um eine Entspannung zu induzieren, vor allem im Bereich des Abdomens und Beckens, Atempacing, VAKOG System

Verwendete Metaphern/Geschichten (Auswahl):
in der eigentlichen Trancearbeit, lud ich die Patientin ein, sich von einer unsichtbaren wunderbaren Kraft tragen und schwebend immer höher heben zu lassen. Diese Kraft gab der Patientin Sicherheit und sie konnte sich auf sie verlassen. Ich bat die Patientin während ihres Aufstieges nach unten auf die Erde zu schauen und ihren privaten und beruflichen Lebensbereich von oben zu betrachten. Danach legte diese Kraft die Patientin auf ihre Wohlfühlwolke, hoch über den zarten Nebeln und Tälern, und ich bat die Patientin erneut in bestimmten Lebensbereichen alles zu än-

dern, was sie ändern möchte, alles zu ergänzen was gefehlt hat und sobald sie ihre Lebensbereiche entsprechend ihrer Vorstellungen “aktualisiert hatte“, bat ich sie, sich ganz auf ihre Emotionen und Gefühle zu fokussieren. Auffallend war eine beeindruckende Ideomotorik mit einer Armelevation der dominanten Hand, welche ich auch mit dem Gefühl der Leichtigkeit der Patientin immer wieder verstärkte.

ERGEBNIS:

Etwa ein halbes Jahr später ist die Patientin wieder in meine Praxis gekommen und hat mir voll Freude berichtet, dass sie schwanger sei.

Obwohl die Patientin sich in der Vergangenheit nur schwer entspannen konnte, berichtete sie nun, dass sie eine angenehme Gelassenheit entwickelt hatte und, seit der Hypnoakupunktur, auch Stresssituationen viel besser bewältigen kann.

SCHLUSSFOLGERUNG:

Man darf Patienten keine übertriebenen Hoffnungen machen, besonders wenn diese medizinisch sehr vage sind. Man sollte ihnen aber zumindest andere Möglichkeiten zeigen, vorhandene Ressourcen „auszugraben“. „Alternative pathways“ können zur Mobilisierung eigener neuroendokriner Mechanismen führen, welche durch, z.B. adrenergen Overdrive, inhibiert wurden.

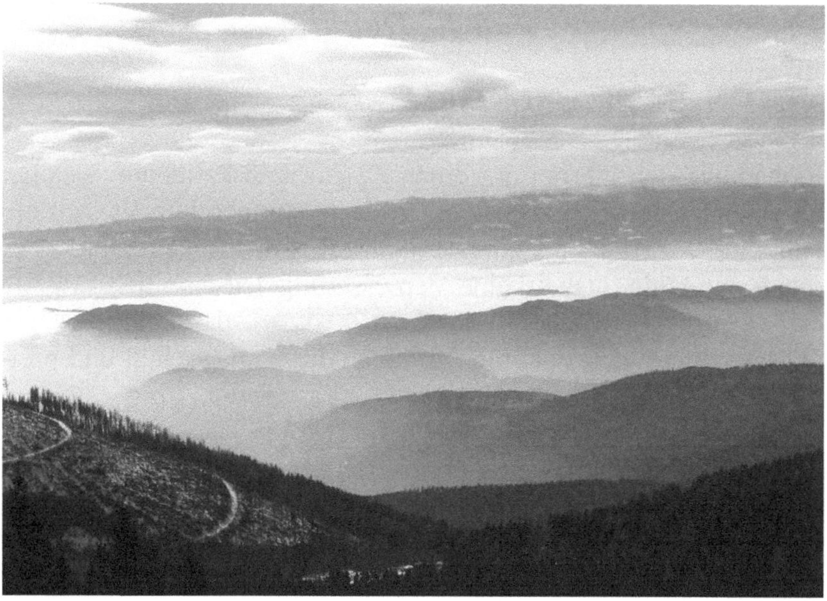

Fall 4 - Tinnitus

ANAMNESE/DIAGNOSTIK:

Es handelt sich hierbei um einen 32-jährigen Patienten, welcher an einem Tinnitus links leidet. In der Anamnese findet sich ein Hörsturz vor 10a und eine langjährige Cortison-Therapie – es ergab sich leider bisher keine Verbesserung des Tinnitus.

Dieser erinnert den Patienten an eine Alarmanlage, laut und pfeifend.

Zusätzlich ergibt sich in der erweiterten Anamnese folgendes:

- Diskusprolaps, Diskusprotrusion vor 3 Monaten
- Durchschlafstörungen
- Stress, Leitet eine größere Firma

Als erstes beachten wir in den allgemeinmedizinischen Diagnosen und Befunden alle schulmedizinisch relevanten Untersuchungen und Ergebnisse. Erst nach Ausschluss relevanter und anderweitig behandelbarer Befunde beginnen wir mit der komplementärmedizinischen Untersuchung. Es sei hier noch einmal deutlich darauf hingewiesen, dass es unerlässlich ist, zunächst allgemeinmedizinisch/ evidence-based vorzugehen, wie es auch in allen hier beschriebenen Fällen gewissenhaft geschehen ist (Anmerkung der Herausgeber).

AKUPUNKTUR/TCM:

- Niere: Im Puls auffällige Schwäche
- Leber: Verschlechterung durch Stress
- HWS-Probleme: Zeitlicher Zusammenhang

Ernährungs-Empfehlungen, die anhand dieser Statuierung hilfreich für den Patienten wären:

- Warmes Frühstück - nichts Kaltes in der Früh
- Regelmäßiges Essen
- Wenig Zucker/Snacks
- Rote Beeren / Goji
- Nichts Scharfes
- Vermehrt aus der Erde: Kartoffeln, Wurzeln, lange kochen lassen

Akupunktur-Überlegungen:

- Leber-QI-Stagnation, Le 2, Le 8
- Stress: Leber 2, 3,
- Niere stärken -> Basis, Bl 23-LWK 4, Ni 3, LG 20, Valiumpunkt, weitere Ohrpunkte,
- He 7, Lu 7, Ni 6, 3-Facher-Erwärmer

HYPNOSE:

Grundgedanke zur Pathophysiologie des Tinnitus -> Dieser wird vom Unbewussten (=vom Patienten selbst) erzeugt und kann daher auch über das Unbewusste behandelt werden. Metaphern, die hier beispielhaft in eine Trance eingebaut werden können sind:

- "Kinoleinwand" aus NLP (Stressreduktion)
- Dann Vertiefung: Skitour
- Ganzheitlich vs. Spezifisch
- Stellvertretergeschichte
- Wind
- Hütte: Alles reparieren
- Teekanne beginnt zu pfeifen
- Passives im Unklaren lassen
- Dialog der Instanzen

ERGEBNIS:

Der Tinnitus erfuhr ein Reframing, wurde anders wahrgenommen und interpretiert. Letztendlich wurde er vom Patienten nicht mehr wahrgenommen, wie ein „Wecker im Zimmer, den man nach ein paar Wochen nicht mehr hört“.

SCHLUSSFOLGERUNG:

Bei vielen Problemen wie Tinnitus oder Phobien ist Reframing eine sehr effektive Hypnosetechnik um die subjektive Wahrnehmung zu verändern. Der große nutzen der gleichzeitig applizierten Akupunktur liegt nicht nur in der Beruhigung bestimmter Energien, sondern auch im Ankern der Suggestionen über die Akupunkturpunkte. Das Beispiel veranschaulicht, dass hier nicht nur allein auf den Tinnitus bezug genommen werden soll, sondern auch, wie eben hier, auf den Energieausgleich in Bezug auf die schwache Energie der Niere.

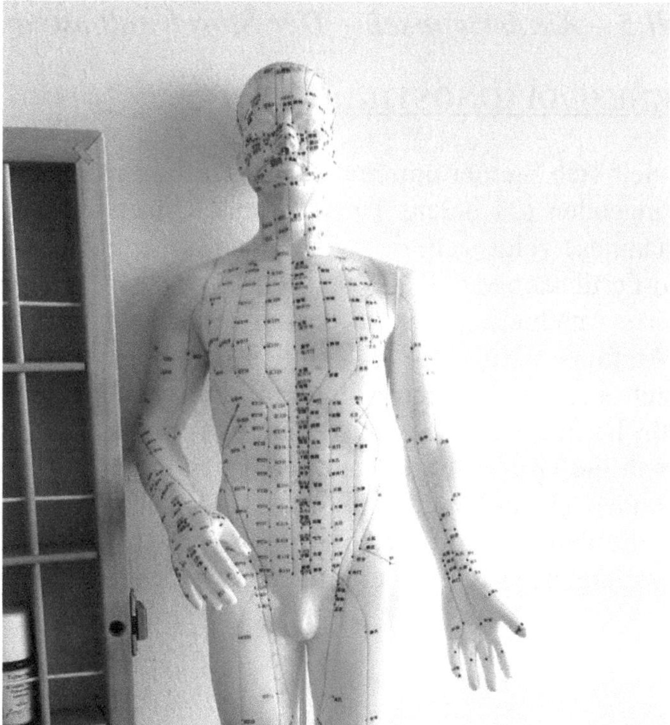

Fall 5 – Kinderwunsch – Der Storch soll kommen

ANAMNESE/DIAGNOSTIK:

Es handelt sich hierbei um eine 35-jährige Patientin, welche einen dringenden (da bereits langjährigen) Kinderwunsch hat. In der Anamnese zeigt sich, dass die Patientin bereits 2 erfolglose in-vitro-Fertilisationen (IVFs) versucht hat. Zusätzlich zeigt die erweiterte Anamnese, dass sie derzeit in Behandlung bei einer TCM-Ärztin ist. Grund dafür ist ein Pankreas-Schwanz-CA, welches laut eigenen Angaben in toto entfernt werden konnte. Die Patientin hat außerdem bereits vorsorglich Eizellen eingefroren. Zu uns in die Ordination kommt die Patientin zur ergänzenden, begleitenden Therapie mit Cranio-Sakral-Ostheopathie. Dezidiert kommt die Patientin mit einem Hypnosewunsch – Sie sucht die Entscheidung, ob sie bereit ist, Mutter zu werden

AKUPUNKTUR/TCM:

- Erde, Milz-Pankreas -> Mütterlich
- Stress: Leber
- Urogenitalsystem, Niere/Blase

Ernährungs-Empfehlungen, die anhand dieser Statuierung hilfreich für die Patientin wären:

- Warmes/Wärmendes
- Wurzeln, Körner – gut gekochte Nahrung
- Regelmäßig trinken
- Nichts Saures
- Sprossen/Keime (auch in die Hypnose einbauen)
- Gelee Royal (kann man als Metapher auch in die Hypnose einbauen)

Akupunktur-Überlegungen: Hier wurden gezielt nur zwei Punkte akupunktiert: Ni 6 und MP 6 – da die Patientin ja zur Cranio-Sakral-Ostheopathie und Hypnose in die Ordination gekommen ist.

HYPNOSE:

Metaphern, die hier beispielhaft in eine Trance eingebaut werden können sind:

- Hypnose wegen der Frage nach einer Schwangerschaft in der aktuellen Situation
  - Gebärmutter → Verstärkung
  - Kühlschrank mit Eizellen
  - Wärme
  - Im Unbewussten existiert keine Zeit

- Körper nimmt an, was er bereit ist, zu tragen
- Botschaften senden (z.B. alte Metapher vom Storch, der Kindheitsengramme erweckt)
- Wie steht es mit der Erkrankung – Unbewusstes weiß bescheid
- Passives im Unklaren lassen
- Dialog und Beratung mit dem Unbewussten

ERGEBNIS:

Dieser Dialog hat in dem konkreten Fall dann eine Entscheidung ergeben – Die Patientin wurde schwanger!

SCHLUSSFOLGERUNG:

Der Fall wurde ausgewählt, um auf die Bedeutung des ständigen Dialoges im Unbewussten hinzuweisen. Die Stärkung einzelner Stimmen dieses ständigen Dialoges des Unbewussten stehen hier zentral im Fokus (eine hilfreiche Literatur zum Verständnis wäre hierzu „Incognito" von David Eagleman, campuss-Verlag). Eine ideale Ergänzung ist die begleitende Therapie mit Cranio-Sakral-Ostheopathie. Es sei auch an dieser Stelle darauf hingewiesen, dass es durchaus möglich ist, Hypnoakupunktur mit anderen unterstützenden Maßnahmen zu kombinieren.

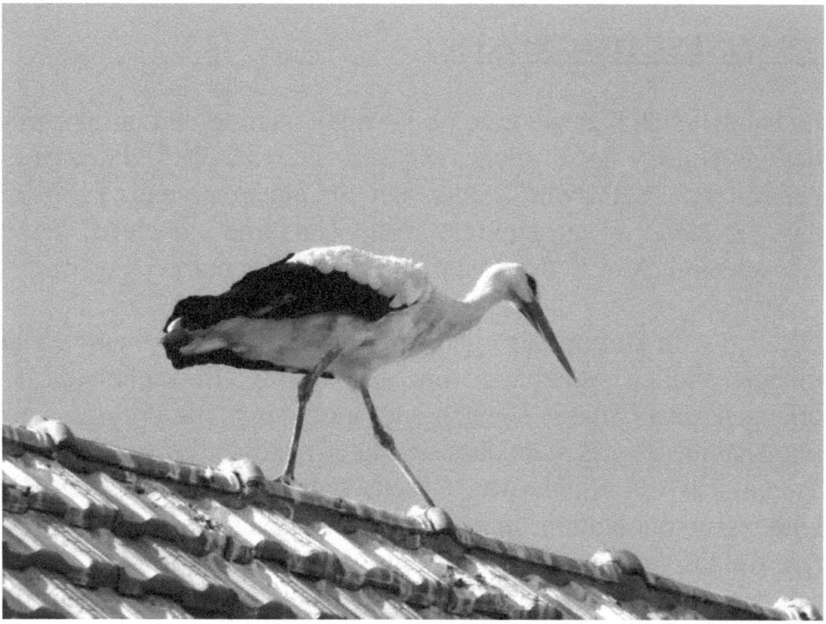

Fall 6 – Lebensstil, Abnehmen

ANAMNESE/DIAGNOSTIK:

Es handelt sich hier um eine 68-jährige Patientin und um ihr großes „Lebensthema“, welches sie sehr dramatisch schildert: Lebensstil und Selbstwert stellen bei ihr ein komplexes Problem dar. Sie leidet an ausgeprägter Adipositas und manchmal denkt sie sich einfach nur: “Jetzt ist mir einfach alles nur noch egal…”

Die Patientin kommt aus eigenem Antrieb in die Ordination und möchte endlich Abnehmen, um eine bessere Beweglichkeit zu erlangen, dazu „müsse sie sich jetzt motivieren“. In der erweiterten Anamnese zeigt sich, dass sie in der Kindheit im Alter von 17 Jahren sehr viel alleine war. Gesellschaft und eine zufriedenstellende Kommunikation fand sie nur bei einer entfernten Bekannten, welche sie auch immer mit viel Essen verwöhnt hatte. „Über Jahre hinweg festigten sich dann viele ungünstige Muster im Essverhalten“, berichtet die Patientin.

AKUPUNKTUR/TCM:

- Schwerpunkt und vorherrschend ist hier der Funktionskreis aus:
    - Milz-Pankreas, Niere – Traurigkeit

Akupunktur-Überlegungen:

- Hypothalamus, Anti-Depressions-Punkt
- Schlundpunkt, Frustrationspunkt
- Prostaglandin 2, Lat.Steuerungspunkt
- BL 62, Bl 23
- Punkt der Begierde 29c am Ohr
- Ni 3, Ma 40, Ma 36
- Zonendominante Punkte C1 und C2

HYPNOSE:

Metaphern, die hier beispielhaft in eine Trance eingebaut werden können sind:

- Grün-Blau, Farben, buntes Obst
- Garten, lauer Sommertag
- Stadturlaub mit Kultur, Zeitreise
- Wunsch nach Gewichtsreduktion
- Pat. Hat als „Idealbild“ die “Wiener Kaffeehaus-kultur”
- Nasser Fetzen
- Natur, Wasser & Schwimmen
- Refraiming von der Zeit mit 17a
- Gesellschaftsessen – soziale Komponente
- Offene Angebote:
  - Mehr, aber anders
  - Weniger
  - Gleich, aber mehr Bewegung

ERGEBNIS:

Patientin hat ihr Essverhalten umgestellt, zeigt nun eine erhöhte Motivation und eine große Freude an ihrem Leben. Sie hat allerdings hauptsächlich ihre Bewegung umgestellt. Dadurch hat die Patientin in wenigen Monaten 11 kg abgenommen und betreibt das Schwimmen wieder mit Begeisterung.

SCHLUSSFOLGERUNG:

Ihr weiteres Ziel: Bis auf 80 kg abnehmen. Zu diesem wurden durch das Entfernen der Nadeln Anker gesetzt. Das Setzen offener Angebote ist gerade bei stark emotional besetzten Themen hilfreich sein. Angebote reduzieren Widerstände und stärken die eigene Entscheidungskraft. Studien konnten zeigen, dass vor allen jene Tumorpatienten z.B. von einer Chemotherapie profitierten, welche sich nach eingehender Aufklärung bewusst dafür entschieden hatten und hinter dieser Entscheidung gestanden sind. Eine Alternative wäre hier in einem Vorgespräch eine paradoxe Intervention zu setzen.

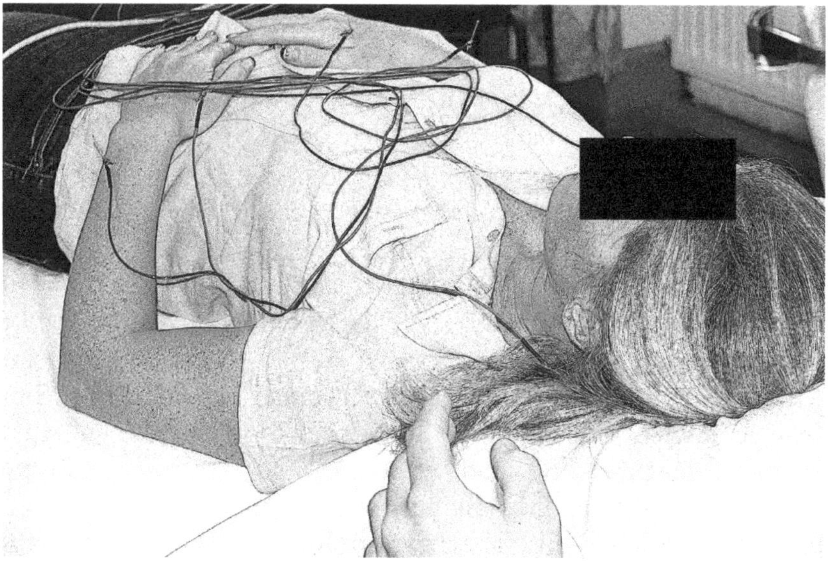

Fall 7 – Akutsituation Geburt, Wehe als Meereswelle

ANAMNESE/DIAGNOSTIK:

Es handelt sich hier um eine 27-jährige Patientin, ein kurzer Fall aus einer „Akut-Situation": Die behandelnde Ärztin wird als Notärztin zu einer Geburt hinzugerufen. Es handelt sich um die 2. Schwangerschaft der Patientin und bisher ist alles normal verlaufen, die aktuelle Schwangerschaft liegt bereits 2 Tage über dem Geburtstermin. Der größte Wunsch der Patientin ist, dass ihr Mann bei der Geburt dabei ist, dieser kann aber nicht zum Einsatzort, sondern erst direkt ins Spital nachkommen. Die Patientin ist daher sehr ängstlich und wirkt verloren, beinahe hysterisch, weil sie das „jetzt alles alleine durchstehen" müsse. Im Rettungsauto erfolgt nach kurzer Aufklärung eine behutsamen Rapport-Herstellung und mit Einverständnis der Patientin dann eine Hypnoakupunktur.

AKUPUNKTUR/TCM:

- Milz: Haltefunktion
- Perikard/Kreislauf, 3-Facher-Erwärmer
- Konzeptionsgefäß

Akupunktur-Überlegungen:

- Sanitäter hält LG 20 und Ni 1 (akupressiert sanft)
- Akupunktur Di 4, Di 1, Shenmen, Ohr-Sonne 35, Anti-Aggressions-Punkt (Nadeln nur im Ohr)
- He 7, Bl 60

HYPNOSE:

Metaphern, die hier beispielhaft in eine Trance eingebaut werden können sind:

- Wehe als Welle, angenehm, die Meereswellen an den Beinen spüren
- Reframing der Situation („wie angenehm, dass Ihr Mann dann auch da sein wird für Ihr Kind…das sich in einer bestimmten Art und Weise ebenso freuen kann…")
- Folgetonhorn → kreischende Möwen
- Wurde ganz ruhig, 35 min Fahrzeit
- 12 min später war das Kind da

Akut-Hypnose:

- Berühren
- Gelassenheit & Entspannt Auftreten
- Direkte Suggestionen
- Leute sind in Akutsituationen sehr offen
- Ruhig sprechen, Trancesprache, etwas direkter

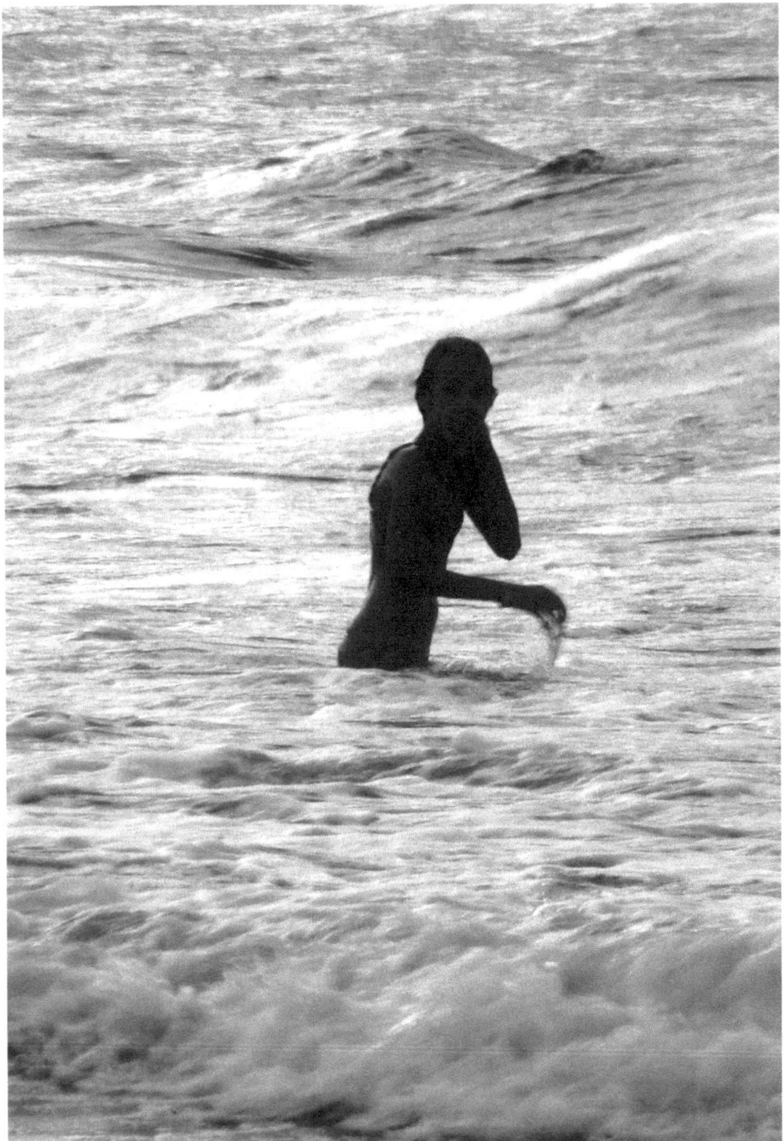

Fall 8 - Raucherentwöhnung

ANAMNESE/DIAGNOSTIK:

Ein 55-jährige Patient kommt zur Raucherentwöhnung. In der Anamnese zeigt sich bei diesem eine PAVK IV, sowie ein relativ rezenter Myokardinfarkt. Der Patient weiß über Hypnose zur Raucherentwöhnung Bescheid, hat dies aber noch nie in Anspruch genommen. Er wurde von mir auf die besondere, sich gegenseitig verstärkende Wirkung von Hypnose und Akupunktur in der Kombination als Hypnoakupunktur hingewiesen. Wir berichten hier von einem Fall, der nach einer ca. einstündigen Sitzung nachhaltig von seiner Nikotinabhängigkeit befreit war (Kontrolle fand 6 Monate später statt):

AKUPUNKTUR/TCM:

- Grundsätzlich Überlegung gemeinsam mit dem Patienten: Habitueller Raucher vs. SUCHT - der „habituelle Raucher“ hält es 3 Tage ohne Zigarette aus, der vorwiegend Nikotinabhängige kann nicht mehrere Tage ohne Zigaretten sein.
- Beiden gemeinsam ist nach TCM eine Dysfunktion im Funktionskreis der Lunge und im vorderen Umlauf.

Akupunktur-Überlegungen:

- Lu 7, LU 5, Lu 1, 3E 6, KG 17
- SHU-Punkt Lunge, Shenmen
- Aggressions-Punkt, Lung und Frustrationspunkt
- Le 3, Nikotin-Punkt, Omega-Achse, Punkt der Begierde
- Diverse komplexe Nadelungen

HYPNOSE:

Metaphern, die hier beispielhaft in eine Trance eingebaut werden können sind:

- Treppeninduktion
- Rückführung in die Kindheit
- Wie war es rauchfrei
- Die letzte Zigarette

Angebote in Trance:

- „Wann und wie es für das Unbewusste passt“
  - Weniger Rauchen
  - Langsam aufhören
  - Sofortiger Rauchstopp
  - Wunsch vs. Ziel
- Rauchen ist wie eine konsumierende Krebskrankheit, Heilung erfolgt wie von selbst, deswegen ist der Patient nun hier.

ERGEBNIS:

Behandelnde Ärztin hat dann mit dem Patienten sowohl eine Woche, als auch 3 Monate später telefoniert → Der Patient hat von dieser einen Sitzung weg direkt mit dem Rauchen aufgehört, kein einziges Verlangen nach einer Zigarette mehr gehabt. Die letzte Kontrolle fand dann noch nach 6 Monaten statt. Das Unbewusste des Patienten hat sich aus den „Angeboten in Trance“ die Option des „sofortigen Rauchstopps“ ausgesucht. Sicherlich auch aufgrund der massiven gesundheitlichen Beeinträchtigung, welche sich in den Wochen vor dieser Sitzung markant zugespitzt hat.

SCHLUSSFOLGERUNG:

Akute Situationen bieten sich hier förmlich an für eine kombinierte Therapie, im weiteren auch, weil die Patientin wie hier natürlich auch den Eindruck hat, es werde alles „Menschenmögliche“ getan um ihr zu helfen (Akupressur durch den Sanitäter, Akupunktur durch die Ärztin, Hypnose mit beruhigendem Reframing. Gerade in Notsituationen reagieren die meisten Menschen sehr suggestibel, das Unbewusste öffnet sich „rettenden“ Angeboten. Ähnlich dem Totstellreflex fällt die Patientin in eine Art Trance. Umgangssprachlich wird dies oft als „Ausnahmezustand“ bezeichnet.

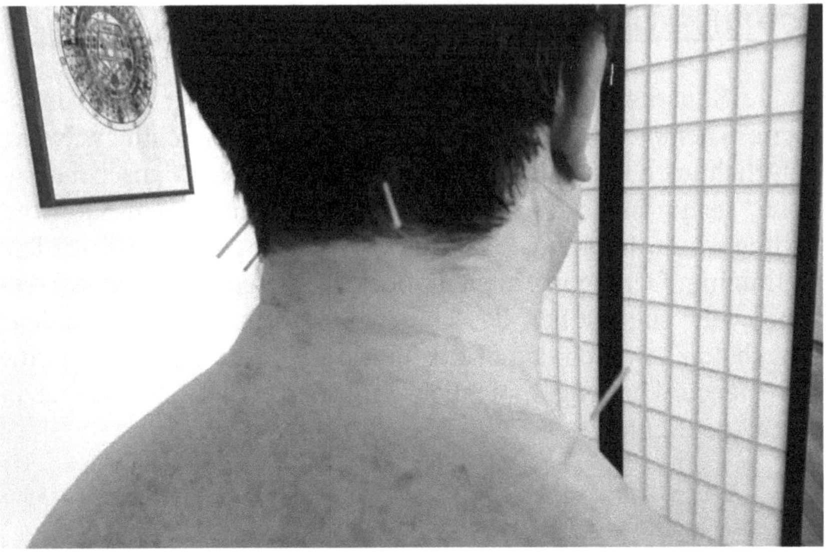

Fall 9 – Kinder und Hypnose

ANAMNESE/DIAGNOSTIK:

- Beispiel: Entfernung eines Muttermals
- Eltern ruhig und einverstanden (Aufklärung, auch die Frage, ob sie mit dabei sein wollen, oder es besser ist, wenn sie in einen anderer Raum gehen)

AKUPUNKTUR/TCM:

- Ear-Seeds
- Kleine Dauernadeln
- Laserakupunktur:
  - Wunderlicht
  - Kind darf es ausprobieren
  - Wenn es brav/tüchtig/mutig ist
  - Erwartungshaltung wird gesteigert

HYPNOSE:

Metaphern, die hier beispielhaft in eine Trance eingebaut werden können sind:

- Punkt-Fixation
- Treppeninduktion
- Aufzeichnen, Malen, Utilisieren von Spielzeug
- Auf die große Fantasie der Kinder eingehen:
  - Zauberpunkte
  - Geschichten
  - Erwartungshaltungen
- Schmetterling, "Wird dort feucht", brennt kurz → wie wenn die Sonne kommt…

ERGEBNIS:

Das Muttermal konnte unkompliziert entfernt werden.

SCHLUSSFOLGERUNG:

Mit Berührung und Erwecken der Neugier (Zauberlicht) lässt sich gut arbeiten – Kinder benötigen dafür einen sehr guten Rapport. Grundlagen zur Hypnoakupunktur bei Kindern: Kinder sind grundsätzlich sehr schnell in Trance und haben eine ausgeprägte Phantasie, welche Ablenkung und Vorstellung erleichtern (Stichwort „Märchen“). Eine Atmosphäre, in der sich das Kind für eine kleine Geschichte öffnen kann, soll gemeinsam mit den Eltern (Fremdanamnese) geschaffen werden. Wichtig ist beispielsweise ein eigener Spiel-Bereich in der Ordination mit Zeichenblock – durch die Phantasie der Kinder kann auch zum Beispiel mittels Zeichnungen eine Trance eingeleitet werden.

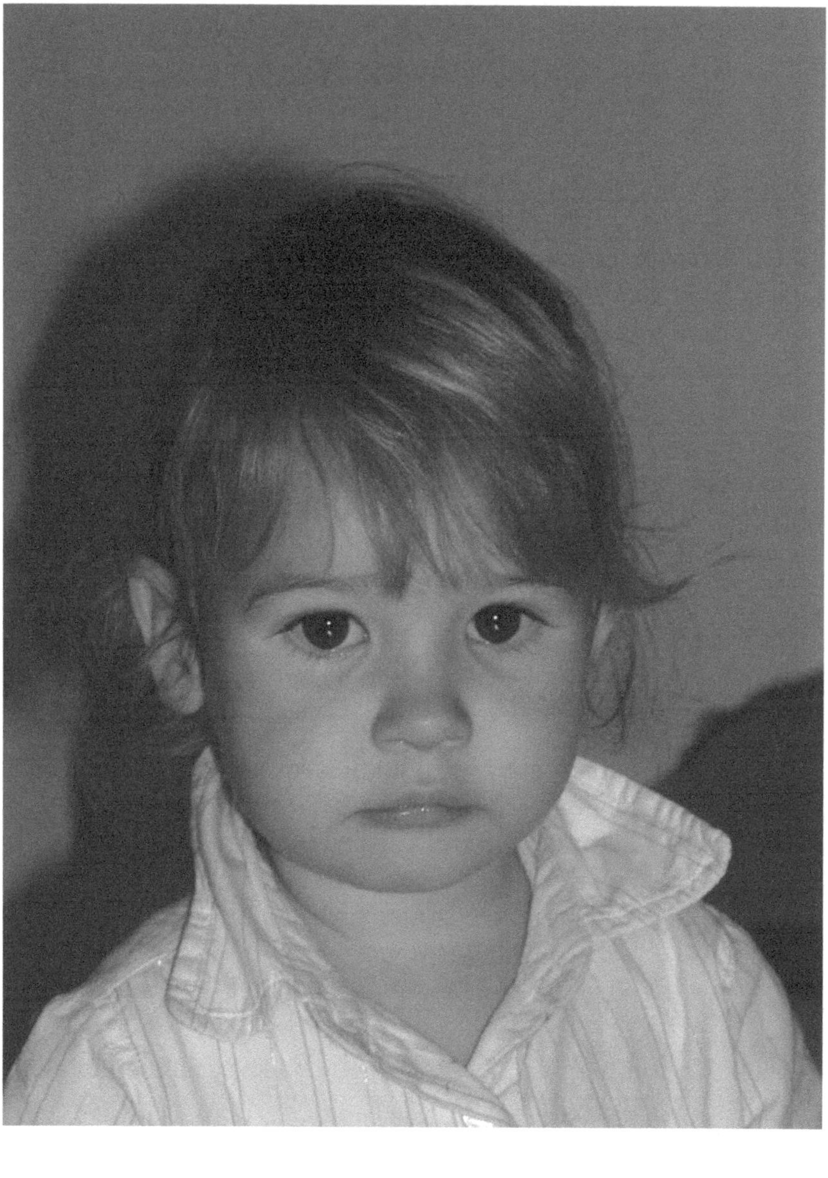

Fall 10 – Infektanfälligkeit, Immunsystem – Stark wie ein Baum

ANAMNESE/DIAGNOSTIK:

Es handelt sich hier um eine 19-jährige Patientin, welche in den letzten Monaten sehr infektanfällig ist, mit ausgeprägtem Husten und Verschleimung. Eigentlich war sie eine sehr aktive Schwimmerin, leidet seit ihrer Kindheit an einer Neurodermitis, und seit der Pubertät an Verdauungsbeschwerden. Sie hat sich schon mit der TCM beschäftigt und berichtet spontan in der Anamnese von einer Leber-QI-Stagnation, begleitend eine Nierenschwäche und dass bereits versucht wird, ihre Darmflora aufzubauen. Sie hält sich auch in der letzten Zeit an eine histaminarme Diät. In westlicher Medizin würde man von einem asthenischen Typ sprechen.

AKUPUNKTUR/TCM:

- Pathologien im Funktionskreis Milz-Pankreas mit Schleim
- Schwäche in der Lunge, auch im Puls wiederspiegelnd
- Symptom der Trauer vorliegend
- Leber-QI-Stagnation
- Nierenschwäche sehr ausgeprägt - Dysbalance

Ernährungs-Empfehlungen, die anhand dieser Statuierung hilfreich für die Patientin wären:

- Histaminarm, wie die Patientin es bereits seit einigen Wochen durchführt

- Zusätzliche Zufuhr von Darmbakterien (Omni-Biotic)

Akupunktur-Überlegungen:

- Gb 34,
- Le 3,
- Ma 40,
- Ni 3,
- Ni 7

HYPNOSE:

Metaphern, die hier beispielhaft in eine Trance eingebaut werden können sind:

- Sport, Wasser, Schlucht die in Strand übergeht, Wanderung zu Wasserfall
- Reinigend und lösend
- Mitreißen von Schleim – Regen, Wasserfall
- Baum - von den Wurzelhärchen zu den Blättern

- Es zeigte sich nach der ersten Sitzung mit diesen Metaphern eine deutliche Besserung
- Danach: Basissophronisation und "Den Organen danken"
- In Trance "Balsam für die Haut" wegen Neurodermitis → in dieser Trance Fokus vermehrt darauf
- Wie war es vorher? → Ankern
- Atmung als Schutzschild
- Weiße Blutkörperchen kämpfen/boxen lassen

- Sprechen in Trance
- Wie ein Baum

ERGEBNIS:

Die Infektanfälligkeit der Patientin ging zurück. Auch bezogen auf die Stimmungslage versbesserte sich die Situation der Patientin. Begleitend wurden probiotische Darmbakterien eingesetzt. Auch die von der Patientin primär angegebenen Verdauungsbeschwerden gingen im Lauf einiger Monate weitgehend zurück. Die Patientin gab an, sich tief entspannen zu können wie nie zuvor und es stellte sich auch zwischen behandelnder Ärztin und Patientin ein hervorragender Rapport ein.

SCHLUSSFOLGERUNG:

Asthenische Patient/Innen sind oft von Stimmungsschwankungen und Ängsten geplagt, da sie nie ein vollständiges Wohlbefinden oder Leistungsfähigkeit wie andere Menschen empfinden. Nicht selten steckt eine larvierte Depression hinter einem solchen Zustandsbild. Hier wirken einerseits beruhigende Suggestionen, andererseits stärkende Metaphern (Baum). TCM mit entsprechenden Ernährungsempfehlungen ist ein gutes ergänzendes Instrumentarium und hält das Bedürfnis der Patientin, Aufmerksamkeit zu bekommen oder sich auf Ihren Körper zu fokussieren, vielleicht aktiv mitzuarbeiten aufrecht.

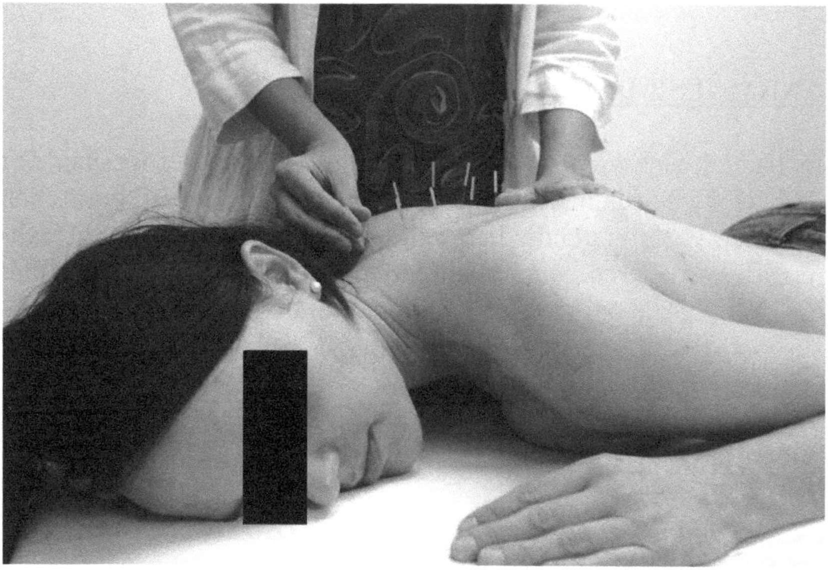

Fall 11 – Migräne, Phobie in Kindergartenrucksack

<u>ANAMNESE/DIAGNOSTIK:</u>

Es handelt sich hier um eine 38-jährige Patientin bei welcher seit dem 21. Lebensjahr Migräne als Diagnose bekannt ist, zusätzlich bestehen rezidivierende Ileosakralgelenksbeschwerden seit Jahren, des Weiteren wiederkehrende abdominelle Krämpfe und, unabhängig davon, eine Arachnophobie, die schon als Kind sehr ausgeprägt war.

<u>AKUPUNKTUR/TCM:</u>

TCM, kombiniert mit der Cranio-Sacral-Ostheopathie:

- Le-Qi- Stagnation, Mp-Qi-Schwäche
- Sonstiges: Laktoseintoleranz (AK- Austestung)
- ISG- Blockade links
- AK: alle Muskel schwach: Mp 10 links + Mp 6 rechts hebt auf
- Zusätzlich erfolgt eine manuelle Therapie der Triggerpunkte im HWS-Bereich, Le3 + Gb 34 bds.
- Moxibustion als Option

Akupunktur:

- Massage von HWS-BEREICH + Mobilisierung ISG-rechts, Le 8+ Ni3 bds.

HYPNOSE:

Metaphern, die hier beispielhaft in eine Trance eingebaut werden können sind:

- Safe place,
- Massage-Bälle in Farbe,
- Leben und leben lassen,
- Spinnen haben auch eine Geschichte... jede für sich und ganz in ihrer Zeit treffen sie dich.
- Kindergartenrucksack... nett beschrieben, rosarot...alle Spinnen sind wie kleine Kinder... lachen, sind fröhlich... beobachten einen Adler... mit jedem Flügelschlag werden Verspannungen gelöst...
- Eierschale ist wie ein Panzer... wird mit Eizahn durchschnitten und dann kann sich das Küken ins Leben hinauswinden.
- Wind und Sonne (Moxalampe) trocknen Flügel, fliegt dann in Freiheit wie von selbst.

ERGEBNIS:

Nach Therapie dieser Parameter ergibt sich als Änderung: Die Patientin hat keine abdominellen Beschwerden mehr, keine Migräne mehr, nun zeigt sich jedoch eine ISG- Blockade rechts, welche in der nächsten Therapie-Einheit mobilisiert wurde.

SCHLUSSFOLGERUNG:

Der Therapieansatz berücksichtigt manuelle Therapie im Kontext von Hypnoakupunktur. Beruhigende und entspannende Suggestionen in einem Setting von Reframing werden hier gut mit dem Auslöser der Phobie in Beziehung gesetzt. Die Akupunktur tritt bei diesem Beispiel in den Hintergrund und die Hypnose ist das eigentlich tragende Element der Therapie. Der Fall schildert eindrücklich, dass die Kombination von Therapietechniken mit unterschiedlicher Gewichtung erfolgreich eingesetzt werden können.

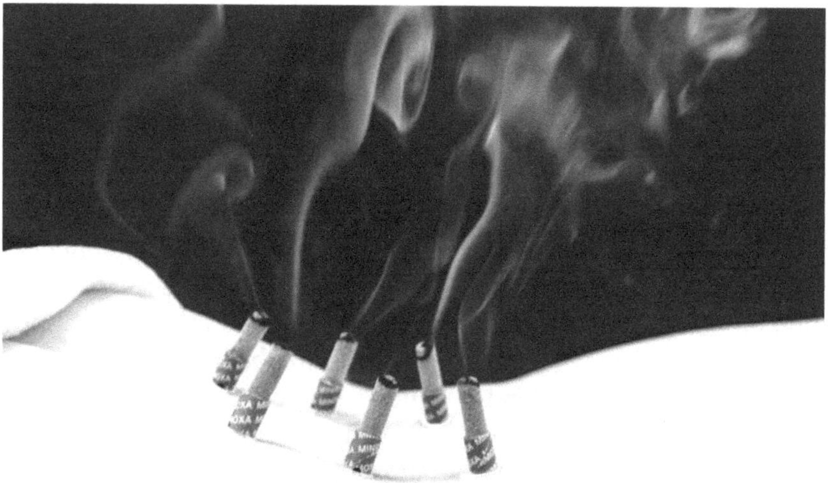

Fall 12 – Schmerzen in Geborgenheit

ANAMNESE/DIAGNOSTIK:

Es handelt sich hier um eine 59-jährige Frau mit einer neuralgischen Schulteramyotrophie links mit begleitender proximaler Armplexusparese. In der erweiterten Anamnese ergibt sich ein Zustand nach Hüftkopfnekrose links + TEP (2001), eine Hüftgelenksarthrose rechts, eine Sacroiliitis beidseits, Arthralgien und Arthritiden Hand- und Fingergelenke beidseits., rezidivierende Gonarthralgien beidseits, ein verterbrogenes Schmerzsyndrom und eine circumscripte Sklerodermie. An eine Borreliose wird gedacht, ein Test ist allerdings negativ.
Im Alter von 10 Jahren hatte die Patientin eine Kniegelenksentzündung (nach Trauma), seither rezidivierende Kniebeschwerden., Schmerzen in der linken Schulter, rezidivierende Schmerzen in der HWS und BWS.

Auswärtige Therapieversuche: Schmerztherapien, Methotrexattherapie 1998 aufgrund starker Gonalgien, Heimgymnastik, Kuraufenthalt

Psychosozial:

- verheiratet, Betrieb mit Mann (Fleischerei)
- Mutter: „Du bist meine große Stütze"… hatte WS-Beschwerden
- 3 Geschwister+ 1 Zwillingsschwester
- Zwillingsschwester: stand immer in Konkurrenz.
- Zwillingsschwester versuchte immer besser zu sein.
- Schlechtes Verhältnis, bis Zwillingsschwester einmal die Patientin um Geld bat.

Status, Erst-Befund: Schulter li. Seit 10 Jahren rezidivierende Faszikulationen (Deltoideus, Bizeps), durch Klopfen auslösbar, keine Dysästhesien, Elevation deutlich eingeschränkt.
2001: PDA wegen TEP: einschießende elektrisierende Schmerzen ges. WS bis zum Kopf und C6 li. (für 2Monate Hypästhesien)

Anteflex: 30°
Elevation: 40°
Innenrot: o.B.
Adduktion: 0.B.

TCM-Diagnostik: deutliche Hitze im Funktionskreis Magen und Milz-Pankreas, Le-Qi-Stagnation

AKUPUNKTUR/TCM:

TCM-Therapie der deutlichen Hitze im Funktionskreis Magen und Milz-Pankreas, Le-Qi-Stagnation

Akupunktur:
Di4 + Di11 bds. – nur zwei Punkte, um mit der Cranio-Sakral-Ostheopathie gut arbeiten zu können. Zusätzlich für die Patientin im Verlauf: Ni3 + Le2 beidseits.

HYPNOSE (1.Sitzung):

Metaphern, die hier in eine Trance eingebaut wurden:

- Safe place,
- Wolkenformationen,
- Spiegelbildreise, Film anschauen… soweit zurück, bis zu dem Zeitpunkt, wo keine Schmerzen waren... (Patientin sah ihre Zwillingsschwester, stand immer in Konkurrenz mit ihr. Zwillingsschwester versuchte immer besser zu sein. Schlechtes Ver-

hältnis, bis Zwillingsschwester die Patientin einmal um Geld bat.)

- Sah schwere Kindheit, sie war die Älteste, hat wenig Liebe bekommen.
- FRAGE: Wann genau ist Schmerz das erste Mal aufgetreten: kamen Bilder vom Versuch eines sexuellen Missbrauchs. (Durch einen Teenager, dieser war damals mit Familie befreundet, forderte die Patientin, welche damals noch ein Kindergartenkind war, zum Oralsex auf.) diese flüchtete zur Mutter und erzählte ihr alles. Sah diesen Burschen nie wieder...
- Nach Trance: Aufarbeitungsgespräch

ERGEBNIS (1. Sitzung):

- Deutliche Besserung, Patientin ist subjektiv nun mit ihrer aktuellen Lebenssituation voll zufrieden, ist nun schmerzfrei, benötigt keine Schmerzmedikation mehr
- Patientin hat viel reflektiert: Erlebnisse kamen hoch, z.B.: nach Sturz mit dem Fahrrad: „Angst vor Mutter steckt in den Knochen"…
- Hatte eine schwierige Beziehung zu Schwiegermutter: War sehr dominant, wohnt seit 29a im selben Haus, Patientin hatte Angst vor Schwiegermutter, war ihr teilweise den ganzen Tag ausgeliefert. Patientin darf im Haus nichts verändern... Abgrenzung notwendig.
- Pat. berichtet davon, dass der li Arm und sie Schulter, wieder mehr Teil ihrer selbst geworden sind.
- Bewegungsumfang: Anteflexion 60°, Faszikulationen weniger, außer im M. deltoideus sind nun alle

Muskel des linken Schultergürtels gestärkt.
- Plan: Weiterführung der Hypnoakupunktur mit den Punkten Ni3 + Ma44 bds

HYPNOSE (2.Sitzung):

- Vogelmutter legt Flügel über Küken, …
- Geborgenheit... tiefe Trance,
- Hirte sorgt sich um Schafe, jedes einzelne soll in Sicherheit sein, dann darf er aber auch rasten.
- Adler... fliegt über alles hinweg... sich über die Nichtigkeit der Dinge und sich selbst bewusstwerden, und gleichzeitig über die Einzigartigkeit des eigenen Lebens...
- „ich darf auch mal locker lassen“

ERGEBNIS (2.Sitzung):

- erneute Besserung subjektiv: der linke Arm nun viel belastbarer. Die Patientin kann ihren linken Arm im Alltag nun viel mehr einsetzen, „gehört viel mehr wieder zu mir“.
- Früher oft das Gefühl, „wie wenn mich wer festhalten würde, oder in der Schulter was klemmt“
- Zusätzlich berichtet die Patientin spontan: „Die Delle am Oberarm ist nicht mehr so stark da“... (Atrophie des M.Deltoideus bildet sich zurück)
- Objektiver Befund: Anteflexion li Arm: 80° möglich, dennoch im Bizeps und im M. deltoideus weiterhin Schwäche
- Verhältnis zur Schwiegermutter: leicht verbessert, gelassener.

- Tipp: Refraiming: Nörgeln ist für manche Menschen der einzige Weg in Kontakt mit Menschen, die ihnen was bedeuten zu treten... – Es kann also für die Schwiegermutter ganz anders empfunden werden…
- Frage, was sie denn früher mit Begeisterung mit beiden Händen gemacht hat und jetzt nicht mehr kann: 'Handarbeiten"
- Safe Place: Die Patientin machte eine Reise in ihren linken Arm und nahm dort alles ohne Einschränkung war
- Es folgt eine Stellvertretergeschichte:
  Unter welchen Bedingungen kann 85a Mann chinesisch lernen?
  Wann kommt es zu neuronalen Umbauprozessen? ...Synapsen-Ausbildungen, einer MRI-nachgewiesenen Zunahmen von grauer Substanz?
  Ganz einfach... es braucht nur eine Zutat: BEGEISTERUNG- ein unglaublich großer Reiz für unser Gehirn… (Hüther)
- Wenn sich z.B. der 85a Mann in eine Chinesin verliebt und mit ihr nach China siedelt, wird er in 1/2a perfekt chinesisch sprechen können
- Weitere Stellvertretergeschichte: Milton Erickson.... kleine Schwester, die gerade Krabbeln, Stehen und Gehen gelernt hat...er hat ihr mit Begeisterung zugesehen, wie und welche Muskel sie aktiviert und es dann selbst versucht
- Sich selbst begeistert zusehen wie sie mit BEGEISTERUNG wieder mit beiden Händen handarbeitet.

SCHLUSSFOLGERUNG:

Es handelt sich um einen komplexen Fall mit komplexer Diagnostik. Dass bei der Patientin auch ein Missbrauchsfall in Zusammenhang mit den Beschwerden steht, führt zu einer längeren und tiefer gehenden Therapie. Die TCM Diagnostik ist hier ein wesentlicher Bestandteil, die hypnotherapeutische Arbeit ist umfangreich. In solchen Fällen bietet sich auch die Zusammenarbeit mit einem/einer Psychotherapeuten/in an.

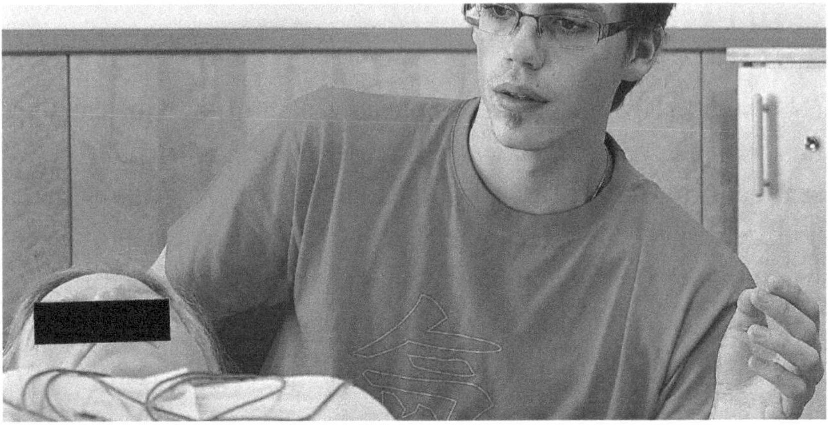

Fall 13 – Migräne, Adipositas als Freund betrachten

ANAMNESE/DIAGNOSTIK:

Es handelt sich hier um eine 59-jährige Patientin mit einer ausgeprägten Migräne seit ihrer Kindheit. Zudem leidet die Patientin an einer Präadipositas mit einem BMI von 28. In der 1.Sitzung berichtet die Patientin von ihrer ersten Migräneattacke in der Schule, in ihrem 14. Lebensjahr (nicht mehr ganz genau erinnerlich). Zudem hatte sie mit ihrem 14. Lebensjahr einen Skiunfall, sie ist einer steile Strecke im Dunklen Schuss gefahren...dann auch über eine Sprungschanze, wo sie letztendlich dann auch gestürzt ist. Sie erlitt eine Bewusstlosigkeit und war 1Woche stationär. Ab ihrem Klimakterium (vor 12 Jahren) berichtet die Patientin über eine Gewichtszunahme pro Jahr von einem Kilo.

Erweiterte Anamnese: Abdominal berichtet sie über rezidivierende Blähungen, der Stuhl als weich-klebrig, begleitend rezidivierende Krämpfe und Schmerzen. Im Bewegungsapparat hat die Patientin rezidivierende LWS- Beschwerden, ebenso in der erweiternden Anamnese spricht die Patientin über ihre rezidivierenden Harnwegsinfekte und mehrere Candidainfektionen. Zusätzlich plagen die Patientin auch noch Schlafstörungen (Sorge um Tochter).

TCM-Diagnostik: MP-Qi-Schwäche, Le-Qi-Stag., leichte Hitze Ma, Mp

AKUPUNKTUR/TCM:

TCM-Therapie von:

- MP-Qi-Schwäche,
- Le-Qi-Stag.,
- leichte Hitze Ma, Mp

Akupunktur:

1.Sitzung:

- L3+Gb34 bds. – nur zwei Punkte, um mit der Cranio-Sakral-Ostheopathie gut arbeiten zu können.

2. Sitzung:

- Viscerale Osteopathie
- Akupunktur: Ma 36, Mp6, Le8 bds. Elektrostimulation wurde überlegt

3. Sitzung: Ernährungs-Umstellung: Müdigkeit nimmt zu, eher Obstipationsneigung; Schlaf: besser, weniger Sorgen

HYPNOSE:

Metaphern, die hier beispielhaft in eine Trance eingebaut werden können sind:

- Safe Place, eine Spiegelbildreise, „weniger ist mehr"...Nervus Vagus,
- Entspannung Darmwände, OA rechts (Z.n. Fraktur).. tiefe Trance
- Vertrag mit dem Unbewussten: -3kg bis 01.06.2017, tiefe Trance...
- NLP: Kinoleinwand: Sturz rückwärts, tiefe Entspannung...

- Verwirrtechnik
- Farben
- viel offen formuliert

Insgesamt 4 Sitzungen

Metaphern, die hier beispielhaft in eine Trance eingebaut werden können sind:

- Frage an das Unbewusste: warum Migräne? "...um Ruhe zu bekommen",
- Unbewusstes ist dann einverstanden, diese Ruhephasen auch anders zu bekommen
- bewusst Ruhephasen einplanen
- Migräne als Freund betrachten... Freund, der sagt, wann genug ist. (darüber musste Patientin lachen)
- Safe Place (Berg),
- Wolken ziehen lassen,
- Stamm in Südamerika, wo Kinder mit 15.Lj aus elterlicher Obhut entlassen werden, wie Talente gefördert werden, Schwächen nicht aufgezeigt werden, Kinder lernen wollen,
- ... 1Pkt. besonders am Körper... von dort geht Gelassenheit eines Fisches aus.

<u>ERGEBNIS:</u>

Bereits nach erster Sitzung keine Migräneanfälle mehr, Blähungen besser, Völlegefühl besser, Patientin hat ihr Ziel, 3,2 kg abzunehmen erreicht: "ich werde bis zum 1.Juli 65 kg wiegen" (wurde dann auch ungesetzt und erreicht), zudem keine Migräneattacke mehr! Abdominal geht es der Patientin am Ende der Behandlung subjektiv deutlich besser, jedoch bestehen immer noch gelegentlich Blähungen.

SCHLUSSFOLGERUNG:

Auch in diesem Beispiel kommt einer Reframing Technik zur Anwendung. So konnte die subjektive Wahrnehmung der einzelnen Befindlichkeiten und deren Bewertung verändert werden. Entspannung und spezifische Nadelung konnten die Migräne vollständig eindämmen. Die enge Verflechtung des Körpergewichtes mit verschiedenen unbewussten Voranahmen ermöglicht ein gezieltes Intervenieren mittels eines einzuhaltenden Vertrages mit dem Unbewussten.

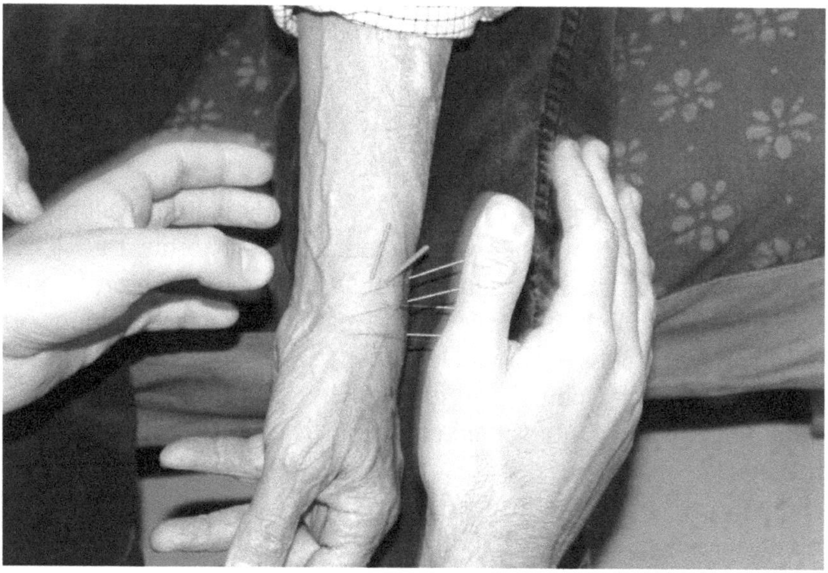

Fall 14 – Schmerzen und der Innere Arzt

ANAMNESE/DIAGNOSTIK:

Es handelt sich hier um einen 24-jährigen Patienten, welcher an einer Lumbalgie bei einer vorliegenden Discushernie L5/S1 der linken Seite leidet. Nun seit 4 Monaten beim Skifahren wieder schleichender Beginn dieser Problematik mit Ausstrahlung der Schmerzen im betroffenen Dermatom. Z.n. Infiltration: Besserung der lokalen Schmerzen, jetzt noch: Schmerzen LWS+ Ausstrahlung in den Unterschenkel links. "Das wird man operieren müssen" - Aussage des bis dahin betreuenden Arztes. SS:5 (Schmerzskala); Psychosozial: Physikstudent, weiß aber noch nicht, was er machen will.

STATUS:

Wirbelsäule: Finger-Boden-Abstand 20cm; Streckfehlhaltung, Laseque links 60°! rechts 45°! Deutliche Myogelosen und muskuläre Triggerpunkte des M. gastrocnemius + M. soleus links, des M. psoas und M. quadratum lumborum links schwach, sonstige Muskulatur Hüfte und Bein links unauffällig; deutliche Le-Qi Stagnation, Ni-Qi Schwäche.

AKUPUNKTUR/TCM:

Therapie: manuelle Lösung, Agonist-Antagonisten Prinzip. Dehnungsübungen für LWS und linkes Bein gezeigt, Fascienrolle empfohlen, Sport ohne Vibration auf LWS erlaubt.

Akupunktur (1. Sitzung):
Bl62, Ma36, Di4 bds. Auch Ohrakupunktur wäre eine Möglichkeit

HYPNOSE (1. Sitzung):

Metaphern, die hier beispielhaft in eine Trance eingebaut werden können sind:

- Safe Place,
- Basissophronisation,
- Nervus Vagus: „innerer Arzt", und dessen Aufgaben beschrieben.
- Spiegelbildreise,
- anschließend Kino-Leinwand sich selbst beobachten beim Skifahren um anschließend dieses Bild zu werden und selbst spüren, wie sich Skifahren anfühlt....
- Patient spürte während Hypnose deutliches Pulsieren und „Arbeiten" in der LWS und Becken
- Nach Hypnoakupunktur war die bis dahin stark ausgeprägte ISG-Blockade links vergangen

ERGEBNIS (1. Sitzung):

- Besserung: war sportlich sehr aktiv, SS: nun nur noch 3-4
- TCM: keine Le-Qi-Stagnation mehr, Hitze Le/Gb
- Finger-Boden-Abstand: 2cm!
- Neurologisch die untere Extremität weiterhin unauffällig
- Muskulär US li: Besserung

Akupunktur (2.Sitzung): Ma44, Le2, Di4

HYPNOSE (2. Sitzung):

- Patient war in tiefer Trance: sah wie er Kumpels brauchte um Bandscheibe wieder hineinzudrücken, klappte aber nicht ganz.
- Unbewusstes sagte ihm: ganz wirst du den Schmerz nicht los, das passiert erst, wenn du weißt, was du beruflich machen wirst.
- Patient befragte diese innere Stimme, was er machen soll:
- Es kam mit Lächeln: „Unterrichten“
- „Das wirst du mit großer Sicherheit selbst ausheilen können“
- ...beim Dank an das Unbewusste, sagte dieses erneut zu Ihm: das ist noch nicht fertig, erst wenn du genau die Frage geklärt hast, was du beruflich machen wirst.

ERGEBNIS (2. Sitzung):

- Praktisch beschwerdefrei. Nur nach sehr langen Touren kommt der Patient auf eine SS:1
- Befund: alle Muskel stark, ISG beide unauffällig, in Anteflexion mit gleichzeitigem Druck auf LWS leicht provozierbarer Schmerz. SS:2

Akupunktur (3. Sitzung):

- Akupunktur: Mp6, Ma44, Gb 38 bds., Ohrpunkt 26bds

HYPNOSE (3.Sitzung):

- Safe Place, Massagekugeln, Lift …tiefer,
- FRAGE: bereit Schmerz ganz loszulassen, „Nein“
- „Was können wir tun , damit Schmerz ganz weg ist?“ „Zeit“
- Zeit geben, bis sich was verändert?“ ...“Berufliche Orientierung“
- ...Schmerz soll nicht beeinträchtigen, aber als Marker dienen um Ziel nicht aus den Augen zu verlieren.
- „Stell dir 10 verschiedene Möglichkeiten vor, die du ausübst...“ Patient sah mit innerem Auge viele Möglichkeiten, konnte sich an keine mehr erinnern.

ERGEBNIS (3. Sitzung):

- Nach einem Monat traf der Patient die Entscheidung, diese Ausbildung noch abzuschließen und dann zurück nach Graz zu ziehen, wo er bereits einen Job in Aussicht habe.

SCHLUSSFOLGERUNG:

Oft sind körperliche Missempfindungen wie hier Projektionen ganz anderer innerer Probleme. Während das Unbewusste die Assoziation herstellen kann, ist dies für das bewusste Denken meist unmöglich. In der zweiten Sitzung wird die Stagnation des Leber Qi akupunktiert und der Patient in eine sehr tiefe Trance geführt. Den Abschluss der Therapie bildet die Wertschätzung des projizierten Schmerzes als innerer Marker. Letztendlich kommt es zu der für den Patienten wichtigen beruflichen Entscheidung.

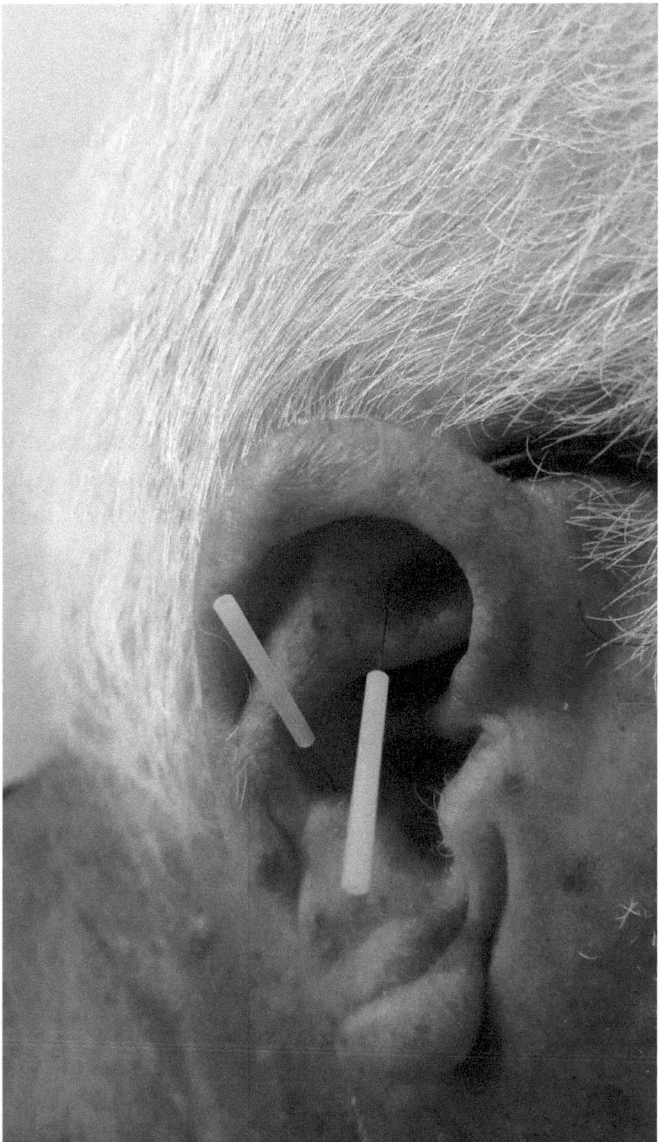

Fall 15 – Skitour gegen Tinnitus und Durchschlafstörungen

ANAMNESE/DIAGNOSTIK:

Es handelt sich hier um einen 23-jährigen Patienten mit der Diagnose eines linksseitigen Tinnitus und Durchschlafstörungen seit mehreren Jahren (4-5x pro Nacht wird der Patient ohne Grund wach). Zehn Jahre zuvor hatte der Patient einen Hörsturz (ohne erkennbaren Auslöser. Er bekam dann eine Infusionsserie, die Beschwerden besserten sich); seit 2 Monaten besteht nun ein permanenter Tinnitus, dieser erinnert an die Alarmanlage eines Autos. Arbeitspensum des Patienten: 50h/Wo + 5-10h Studium, zudem sein erstes Kind vor kurzem auf die Welt gekommen. HNO-Konsil zur aktuellen Standortbestimmung des Befundes wurde empfohlen.

TCM-Diagnostik: massive Le-Qi-Stagnation, leichte Hitze Lu, Ni-Yang-Mangel
Anamnese in der 2. Sitzung: In einer Woche ist große Präsentation vor vielen Menschen und Fernsehen geplant, solche Termine erzeugten immer sehr große Aufregung, Patient nahm bis dahin Lexotanil bei solchen Events.

AKUPUNKTUR/TCM:

TCM-Ziel: *Behebung von*

- Le-Qi-Stagnation
- leichtem Hitze Lu
- Ni-Yang-Mangel

Akupunktur: Le8+Le2 bds.

HYPNOSE:

Metaphern, die hier beispielhaft in eine Trance eingebaut werden können sind:

- VAKOG,
- mag keine Enge, Spinnen, Schlangen, Kampfhunde
- Pat. ist Sportler: macht gerne Skitouren, Bergtouren
- Akupunkturpunkt-Hypnose: Ni3 bds.
- Treppeninduktion,
- Safe Place
- Kino: Leinwand: zuerst zusehen- wie geht's ihm vorher, wie geht er hinaus, wie ist die Körperhaltung, wie die Sprache, was muss man ändern, damit es sich super anfühlt da außen zu stehen, was damit man es richtig genießen kann da außen zu stehen?
- Wenn es ihm richtig Spaß macht sich zuzusehen und in die Rolle hineinschlüpfen, zur Rolle werden, spüren wie er dastehet, sich selbst hören, Körperhaltung spüren, jede Zelle seines Körpers steht da uns präsentiert mit Freude, ruhiger, deutlicher Sprache, Klarheit, Echtheit,
- Anschließend Safe Place…
- Erfolg genießen...
- Reise: lange Skitour, alleine, Landschaft anschauen, Schneeflocken fallen, Spüren des sanften Windes, Knirschen des Schnees, monotones Gehen, mit jedem Schritt noch mehr Freude am Tun, in angenehmer Müdigkeit Hütte erreicht...
- Eine eigene Hütte. Dort wird mit Freude alles repariert, was in seiner Zeit repariert werden will,

- Teekanne pfeift am Herd... nichts leichter als das zu reparieren...Teekanne einfach wegstellen... Ruhe, Stille
- Augenfixation, Skitour (es war gerader in Wirklichkeit neuer Schnee gefallen), Wind pfeift, viel frischer Schnee fällt, dieser deckt den Wind zu. Der ist zufrieden und weicht der Stille.

ERGEBNIS:

Am ersten Tag nach Behandlung - Erstverschlechterung: lauterer Tinnitus u. occipitaler Kopfschmerz, dann deutliche Besserung: Tinnitus dauerhaft leiser; Kopfschmerz wieder weg; Schlaf: anfangs unverändert, besserte sich nach zwei Sitzungen. Am Ende der Behandlung fand sich keine Le- Qi Stagnation mehr, mehr Le-Energie, Hitze Lu bestand weiterhin. Der Patient fühlte sich deutlich besser und war mit dem Ergebnis der Behandlung zufrieden.

SCHLUSSFOLGERUNG:

Von Erstverschlechterung nicht beeindrucken lassen, eventuell Patienten vorab darauf hinweisen. Oft entstehen Beschwerden durch die reparativen Prozessen selbst, wie zum Beispiel bei Entzündungen. Eine Aktivierung der Heilprozesse kann zu initialer Symptomverstärkung führen. Die Nadelung von Le 8 und Le 2 beidseits zur Stärkung der Leberenergie war erfolgreich.

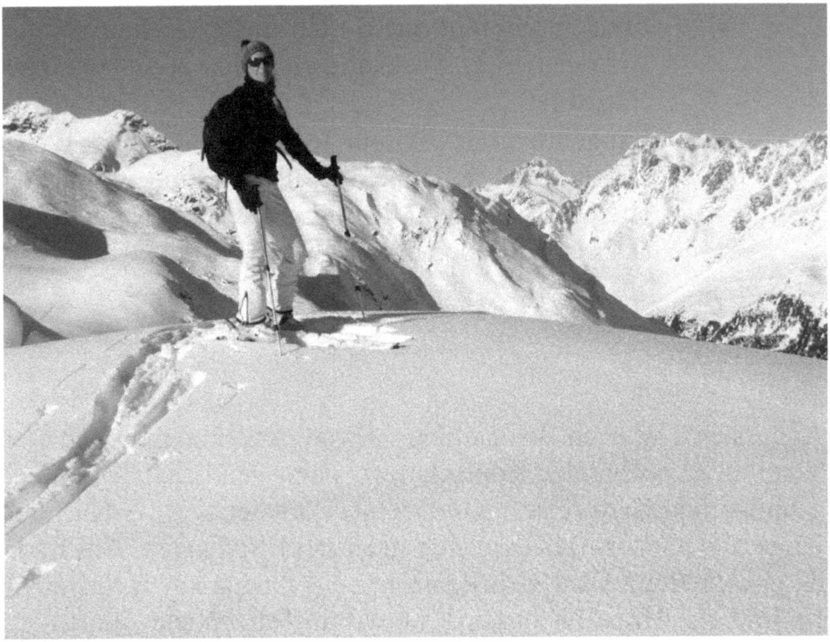

Fall 16 - Schmerzen

ANAMNESE/DIAGNOSTIK:

Es handelt sich hier um einen 52-jährigen Patienten mit der Diagnose starken Schmerzen im rechten oberen Sprunggelenk (OSG), Schmerzskala SS: 9-10 bei Teilruptur des fibularen Bandapparates mit Rekonstruktions-OP vor 11/2a. Trotz langer Physiotherapie zeigte sich keine Besserung. Zusätzlich seit über 32 Jahren Schmerzen in der LWS mit Ausstrahlung L5/S1 rechts bei Zustand nach Diskushernie und OP vor 32a, SS: 5 sowie Knieschmerzen links, SS:7.

In der erweiterten Anamnese klagt der Patient über Adipositas (Bewegungsmangel durch Sportunfähigkeit durchs OSG). Seit seinem Unfall sei eine regelmäßige Bewegung (Patient geht eigentlich sehr gerne mit seinem Hund auf den Berg) nicht mehr möglich. Insgesamt hat der Patient 15kg zugenommen und fühlt sich sehr unwohl (108Kg bei Körpergröße 176cm).

Psychosozial: 2Kinder, verheiratet, seit 25a im gleichen Job, Softwareprogrammierer (sitzende Tätigkeit) – soweit alles unauffällig. Dem Patienten wurde eine erneute OP (Anbohrung) des OSG empfohlen. Er wünscht sich eine Hypnoakupunktur.

Status: Beweglichkeit im OSG bds. unauffällig, Gang: Pronationsstellung rechts, (Patient wurde mit Einlagesohlen bereits versorgt), Druckschmerzhaftigkeit im medialen OSG rechts.
TCM Status: Ni-Yang reduziert, Ma-Mp- Hitze, Mp-Qi-Schwäche, Le-Qi-Schwäche.

1. Sitzung Verlauf:

AKUPUNKTUR/TCM:

TCM-Ziel: Behebung von

- Ni-Yang↓
- Ma-Mp- Hitze,
- Mp-Qi- Schwäche,
- Le-Qi-Schwäche

Akupunktur: Ni3, Di4, Ashi med. OSG rechts

HYPNOSE:

Metaphern, die hier beispielhaft in eine Trance eingebaut werden können sind:

- Augenfixation, Safe Place, (in der Natur vorgeschlagen) ...
- Wolkenformationen am Himmel beobachten (wie damals als Kinder) ...vielleicht steckt dort schon die Lösung für das Problem, warum er zu mir gekommen ist…
- Manchmal sieht man Farben und Formen, die man zuvor noch nie gesehen hat....
- Tiefer gehen, alle Organe aufwecken, sich bedanken für den unermüdlichen Einsatz Tag und Nacht
- Einstreutechnik: „weniger ist mehr"...
- Patient war in tiefer Trace: kann sich nur noch an farbige Tiere erinnern, die ganz leichtfüßig auf diesen Wolken gesprungen sind... stand auf und war schmerzfrei!

ERGEBNIS (2. Sitzung):

OSG rechts zu 99,9% schmerzfrei, linkes Knie keine Schmerzen mehr, rechtes Knie: 1d nach Behandlung stechende Schmerzen beim Stiegensteigen, SS:9, kein Trauma. „Leichtfüßigkeit" der Tiere im eigenen Gang übergegangen. ...Angst genommen, dass eine erneute Operation notwendig ist. Rechtes Knie auch mit unauffälligem Gelenksbefund. Genauere Untersuchung der LWS: ISG-Blockade rechts, myofasciale Dysbalacen.

2. Sitzung Verlauf:

Eine Fascienverklebung des M. vastus lateralis und des M. rectus femoris wurden manuell gelöst. (ist augenscheinlich durch das Aufheben des pathologischen Gangbildes entstanden), anschließend Schmerzfreiheit.

Ernährung: „Hab fast keinen Hunger mehr"....

➔ Ernährungsumstellung empfohlen (Kohlehydrate abends reduzieren, 2l Flüssigkeit, 3 Mahlzeiten täglich, Süßes und Alkohol ex)

Genauere Untersuchung der LWS: ISG-Blockade rechts, Myofasciale Dysbalacen manuell ausgeglichen, (mTrpk- Therapie, Fascienlösung)

3. Sitzung Verlauf (Eineinhalb Monate nach 1.Sitzung):

Patient wiegt 102,5kg, fühlt sich sehr wohl, hat keine Schmerzen mehr, nur noch LWS:
Erarbeitung mit Patienten:
... wo will ich hin?: Schmerzfreiheit, Wohlbefinden, „dass alles wieder leichter fällt“, Gesundheit
… was hindert mich daran? Zeit fehlt, Motivation, Schmerzen vom OSG (jetzt nicht mehr)
… Welche Annehmlichkeiten habe ich durch Erreichen des Zieles zusätzlich? Besseres Aussehen, Spaß, Wohlbefinden,
… Was will ich tun, um Ziel zu erreichen? Mehr Bewegung

TCM: deutlich mehr Energie in allen Positionen, leichte Le-Qi-Stag, Feuchtigkeit im MP
Therapie: Moxa LWS, Bl57+62+40 bds.
Patient hat 11,2kg abgenommen, ist extrem stolz auf sich und sehr zufrieden mit der Hypnoakupunktur.

4. Sitzung Verlauf:

In dieser Sitzung wieder manuelle Techniken (LWS+ UEX bds.) ISG- Blockade rechts gelöst; Derzeit Belastung wegen Vater (dieser lebt in Altersheim, will zurück nach Hause in die Steiermark).

TCM: Le-Qi-Schwäche, Besserung Mp, Ni-Energie
Akupunktur: Gb 34, 35, Ni3bds

HYPNOSE:
Metaphern, die hier beispielhaft in eine Trance eingebaut werden können sind:

- Moxalampe utilisiert: Sonne, die zuerst sehr angenehm nur leicht über den Rücken streicht, manche Sonnenstrahlen bündeln ihre gesamte Kraft und dringen durch Hautporen tief in Muskulatur
- ...und in alle Schichten, Bindegewebe, bis zum Knochen und sogar in die Knochen hinein, durch Wärme erhöhen sie die Durchblutung
- ...in manchen Stellen (mTrpk) ist die Durchblutung nur ca. 5-10 %, es sind vielleicht Schlacken und Säuren im Gewebe
- ...Patient soll mal genau hinschauen, (gleichzeitig Druck auf mTrpk...) ...dort kommen den Sonnenstrahlen Massagekugeln zur Hilfe... (kreisende Bewegung meiner Finger an mTrpk) ... deutliches Nachgeben des Gewebedrucks, Auflösen der mTrpk)

<u>ERGEBNIS:</u>

Am Ende der Behandlung beschrieb der Patient ein ausgeprägtes Wohlbefinden, ein angenehmes Gefühl von Wärme, „wie man es sich gar nicht vorstellen könne“. Es wurde auch ein Gefühl von innen heraus, wie eine Qualle, ganz weich), vor allem aber war der Patient am Ende des Hypnoakupunkturzyklus schmerzfrei. In der LWS war nun nur noch SS:1 betroffen! Es gab keine Schmerzausstrahlung mehr.

SCHLUSSFOLGERUNG:

Behandlungsverlauf mit mehreren aufbauenden Sitzungen. Hier wurden auch konkrete Ernährungsumstellungsempfehlungen und manualtherapeutische Methoden zusätzlich angewandt. Echte Konkretismen wechseln mit Pseudokonkretismen und Einstreutechniken ab. Ein gelungenes Beispiel für vielschichtige Intervention mit entsprechendem Erfolg.

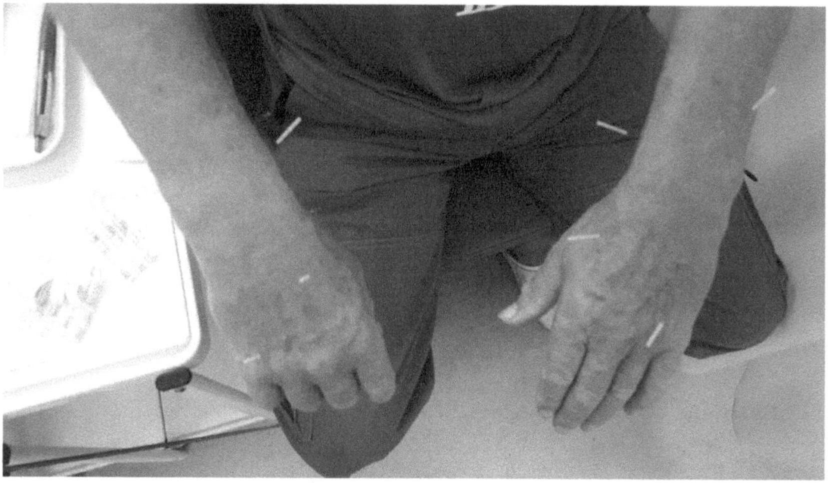

Fall 17 – Notfallhypnose bei Asthmaanfall – Der magische Wald

<u>ANAMNESE/DIAGNOSTIK:</u>

Hypnose im Notfall: Asthmaanfall

Patient: männlich, 45 Jahre, leptosom, blass

Kurzatmig, Giemen

Ist die ganze Nacht aufrecht im Bett gesessen,

Enge in der Brust, trockener Husten, Rückenschmerzen von der angespannten Atemsituation, Kopfschmerzen

Asthma seit Jugend bekannt, kein Anfall mehr in den letzten 5 Jahren daher keine Notfallmedikamente.

<u>AKUPUNKTUR/TCM:</u>

<u>Akupunktur-Überlegungen:</u>

- Lu 1, KG 17, Bl 10, Bl 13, Lg 14
- Lu 5 Lu 7
- Ma 36, Le 3

HYPNOSE:

Metaphern, die hier beispielhaft in eine Trance eingebaut werden können sind:

- Ich frage zuerst, was ihm das größte Gefühl von Freiheit gibt. Er antwortet: „Das Stehen auf einem Berggipfel."
- Ich mache eine Treppeninduktion, führe ihn zu seinem Safe Place.
- Es ist ein magischer, weißer Wald, in dem sich vieles verändern kann…
- Die weißen Bäume, die aus sich selbst heraus strahlen, und weil Du so etwas noch nie erfahren hast, kannst Du Dich jetzt bereit machen um den Gipfel der Befreiung zu erreichen
- Von den magischen Bäumen aus starten wir eine Bergtour, ich baue sein pfeifendes Atmen ein.
- Sage, dass es so anstrengend ist, den steilen Weg nach oben zu gehen... und seine Atmung daher schwer und geräuschvoll.
- Ich sage auch, dass sein Rücken so schmerzt, weil der Rucksack schwer ist, aber der Gipfel ist nah.
- Am Berggipfel lasse ich ihn den Rucksack abnehmen und spüren, wie sich seine Muskulatur entspannt, alles Schwere von ihm abfällt.
- Er nimmt auch wahr, wie sich seine Atmung verändert, ruhiger wird, sein Herz ruhiger schlägt.
- Und ich lasse seinen Blick schweifen über die Weite der Berge, lasse ihn Weite ein – und ausatmen.
- Lasse ihn die Weite genießen, die sich von außen nach innen ausbreitet.

- Während dessen drücke ich Akupressur Punkte des Patienten und lasse in seiner Vorstellung Energie im Blasenmeridian den Rücken runterfließen. Wie ein Wasserfall – der alles Schwere mitnimmt.

ERGEBNIS:

Nachdem ich ihn wieder zurückgeführt habe, lasse ich ihn im Alltag habe landen und geht es ihm bedeutend besser. Auch objektive Zeichen, wie Atemfrequenz, Fokussieren auf die Ausatmung und auskultatorisch Giemen und Pfeifen sind reduziert.

SCHLUSSFOLGERUNG:

Akute, lebensbedrohliche Situationen eignen sich selbstverständlich auch für Hypnoakupunktur, sind aber eben dadurch gekennzeichnet, dass möglichst wenig Zeit verloren werden soll und ein „Probieren“ sicher nicht tolerierbar ist. Es müssen dafür zwei Voraussetzungen gegeben sein: entweder es steht nichts anderes zu Verfügung oder der Arzt ist so erfahren in der Anwendung der Hypnoakupunktur, dass es von vornherein keinen Zweifel über das Outcome gibt. Im Normalfall sollten die evidenzbasierten, „schulmedizinischen“ Methoden Vorrang haben.

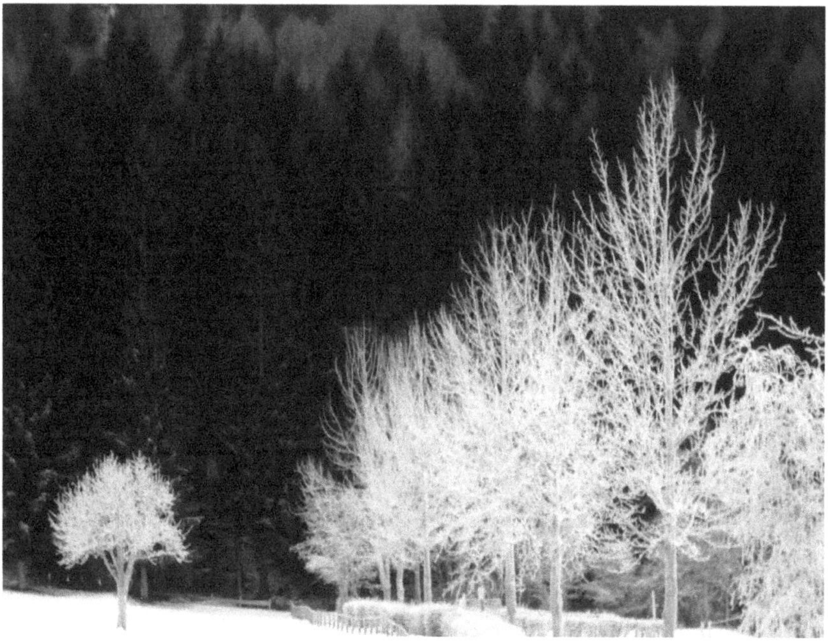

Fall 18 – Lebenskrise, Selbstbewusstsein – Das weiße Pferd

ANAMNESE/DIAGNOSTIK:

Es handelt sich hier um eine 20-jährige Patientin, welche sich in einer Lebenskrise befindet. Sie leidet unter Depressionen und Selbstzweifeln. Trotz offensichtlich früh erreichter geistiger Reife und außergewöhnlicher Intelligenz (Abschluss der Matura mit 16 Jahren), hat sie bereits das 4. Studium angefangen und bereits nach je einem Semester wieder abgebrochen. ("Es ist nicht das, was ich mir vorstelle"). Mehrere Umzüge, Studentenheim, Wohngemeinschaft, eigene kleine Wohnung, mehrmaliger Wechsel des engeren Freundeskreises. Sie zeigt ansatzweise Züge von Autismus bzw. Aspergersyndrom. Nach einer glücklichen Kindheit, aufgewachsen am Land in einem sehr guten sozialen Umfeld mit vielen Freunden, eigenem Pferd, guten Erfolgen bei Springreitturnieren, beginnt mit der Pubertät eine schwierige Lebensphase.

Zeitgleich mit der schleichenden Trennung der Eltern leidet sie an Depressionen und unter einer enormen Gewichtszunahme (in einem Jahr 25 kg!). Zahlreiche erfolglose Abnehmversuche mittels Diätpillen, welche sie heimlich im Internet bestellt (offizielle Version der Patientin: "Ich fühle mich sehr wohl in meinem Körper"). Auch Abnehmerfolge durch Sport nach mehrmaligem Anmelden in diversen Fitnessstudios scheitern an fehlender Motivation ("ich saß angezogen mit gepackter Sporttasche am Bett und konnte nicht rausgehen"). Antriebslosigkeit steht hier im Vordergrund.

Bis zum 20. Lebensjahr bringt sie 90 kg auf die Waage und hat angefangen zu rauchen. Nach den Studienabbrüchen beginnt sie einen Nebenjob als *Barista* bei Starbucks. Hier arbeitet sie hingebungsvoll und intensiv, fühlt sich anfangs auch sehr wohl, als sie jedoch zur Schichtleiterin aufsteigt und in eine andere Filiale versetzt wird, kommt es mit den neuen Kollegen zu Diskrepanzen und sie nach insgesamt zweieinhalb Jahren. Danach wieder kleinere Studentenjobs, z.B. *Hundesitting*, wobei sie den Eindruck hat, finanziell ausgenützt zu werden. Sie beginnt die Sinnhaftigkeit ihres Lebens zu hinterfragen.

Bei der ersten Sitzung erfolgt noch keine Nadelung, da ich spontan keine Nadeln eingesteckt habe. Ich beginne mit einer einfachen Trepeninduktion, auf der Basis von VAKOG- Elementen.

AKUPUNKTUR/TCM:

Akupunktur-Überlegungen:

- Ab der zweiten Sitzung verstärke ich die Wirkung mit Akupunkturnadeln, welche ich während der Induktion sanft unter leiser Ankündigung steche.
- Ich verwende hauptsächlich antidepressive, emotional wirksame Punkte, die Herz und Niere stärken.
- Auch die Leber als Vertreter der Selbstverwirklichung und des Selbstbewusstseins nehme ich mit auf.
- Natürlich dürfen auch die Stärkung des Qi mittels Lenkergefäß und Konzeptionsgefäß nicht fehlen.
- Die Ohrpunkte Shen Men und Magen 36 als Göttlicher Gleichmut sind bei mir beinahe Standard jeder Sitzung.
- He 7, KG 17, Lu 1, Bl 27, Nie 1, Nie 6, LG 4, KS 6, LG 20, MP 6, auch Gb 21 und B 10 als Windpunkte zur Lösung von Verspannungen und alten Mustern.

HYPNOSE:

Ausschnitt: „…Ich lade Dich ein, zu einer Wanderung, Du kannst meine Worte innerlich begleiten, während ich Deine innere Begleitung außen begleite. Wenn es dir schwer fällt, dir das alles vorzustellen, mag es wirklich nicht notwendig sein allen meinen Worten zu folgen und zuzuhören und deshalb ist es ein herrlich warmer Sommertag im Süden Portugals, du spazierst barfuß entlang einer Steilklippe. Deine Füße treten auf glatten, festen Fels. Eine sanfte Meeresbrise weht durch dein langes, seidiges Haar. Du spürst die angenehme leicht kühlende Luft auf deiner zarten, jugendlichen, glatten Haut. Du schmeckst das Salz auf deiner Zunge, das dir der Wind in feinen Tröpfchen ins Gesicht bläst. Du hörst das Kreischen der Möwen, du siehst die Wolken, wie sie dahinziehen. Die erste Hypnosesitzung erfolgte ohne Nadelung.

Du kommst zu einer steilen Treppe, in den Felsen hineingehauen, hinunter zum Strand.

Du betrittst die Treppe, hoffnungsvoll, erwartungsvoll, sehnsüchtig nach Neuem.

Mit jedem Schritt hinunter fühlst du dich etwas leichter.

Jede Stufe nimmt ein wenig Sorge und Last von dir. wenn du unten am Strand ankommst, spürst du in deinem Innersten eine nie dagewesene Leichtigkeit, eine Unbeschwertheit, eine innere Ruhe, Harmonie, Ausgeglichenheit, Frieden. Und so mag es unschwer möglichsein, mit Leichtigkeit ein Zulassen zuzulassen….wie wenn jemand ein Märchen erzählt, von

Einem weißen Pferd mit wallender Mähne, das dir im eleganten Galopp entgegenläuft. …

Vor deinen Füßen bleibt es stehen, so als würde es sagen "Komm, steige auf, ich trage dich wohin du willst, zu deinen Träumen, in ein Land voller Freude und Zuversicht"….

Du bist eine sehr gute Reiterin und benötigst keinen Sattel. Du schwingst dich leichtfüßig auf den geschwungenen edlen Rücken des perfekt gebauten Pferdes. Deine nackten Beine spüren das weiche Fell, du fühlst die Harmonie des edlen Tieres und du wirst eins mit der fließenden Bewegung des kraftvollen Wesens.

Am Horizont, ganz weit weg, erblickst du ein Segelschiff, ganz weit weg...

Und über dir, wie aus dem Nichts, taucht vielleicht langsam ein großer, bunter Ballon auf … als könntest Du alle deine noch vorhandenen Sorgen und Ängste, alles was dich jetzt noch ansatzweise bedrückt und beschwert, bündeln und mit diesem Ballon mitschicken... er soll alles, was du nicht mehr brauchen kannst, von dir wegbringen, weit, weit weg, so weit wie dieses Segelschiff, über die unendliche Größe des Himmels, über den Horizont hinaus... weit, weit weg... bis du nichts mehr davon siehst, über den Horizont hinaus, und gleichzeitig fühlst du dich immer leichter, unbeschwerter, und glücklicher….."

Der Rücken des Pferdes wird fest verankert als Kraftplatz, an den sie sich immer wieder zurückerinnern kann, wo sie gute Gefühle und ihre Energiequelle gespeichert hat.

Die darauffolgenden 6 Hypnosesitzungen werden leicht variiert, aber es geht immer wieder um Strandspaziergänge und ein Pferd mit dem altbekannten Kraftplatz.

Einmal, in einer besonders tiefen Phase der Niedergeschlagenheit, ist es eine dicke gewaltige Gewitterwolke, die die ganzen Ängste aufnehmen und über den Horizont aus ihrem Gesichtsfeld hinausbefördern und woanders abregnen kann.

Auch Hypno-Power-Meditation (PM) wäre eine interessante Möglichkeit zur Stärkung des Selbstbewußtseins.

ERGEBNIS:

Schon nach der allerersten Sitzung konnte ich leichte Erfolge erkennen, sie fühlte sich angenommen, respektiert, und von Mal zu Mal wurden ihre Stimmung, ihr Selbstbewusstsein, ihr gesamtes Auftreten deutlich besser.

Ihre Einstellung zum Leben änderte sich sukzessive zum Positiven, die Motivation, auf ihren Körper zu achten wurde größer und ihre Kilos schmolzen, langsam aber doch deutlich sichtbar, dahin. Sie hat nun eine neue Ausbildung begonnen als Weddingplaner, vor kurzem hat sie ihren Gewerbeschein beantragt, sich selbständig gemacht, ihr neues Büro eröffnet.

Ihr Freundeskreis wuchs, und ihren 22. Geburtstag feierte sie mit einer gelungenen Gartenparty inmitten ihres nun großen, ehrlichen und sehr guten Freundeskreises... und an diesem 22. Geburtstag hat sie ihre (vorerst??) letzte Zigarette geraucht.

SCHLUSSFOLGERUNG:

Die Stärkung herzwirksamer und emotional ausgleichender Energien sowie des Leber-Qi ist bei Patient/Innen mit Antriebsstörung und

Selbstzweifel nach entsprechender TCM –Diagnostik meist eine gute Wahl. Da es sich bei der Patientin nicht nur um eine transiente Störung sondern ein Strukturproblem des Unbewussten handelte war eine erfolgreiche Therapie nur über einen längeren Zeitraum hin mit mehreren Sitzungen möglich. Das Pferd hat eine Doppelfunktion und ist als Metapher hier gut geeignet, einerseits wird unbewusst der Eindruck des „Über-etwas-hinaus-Hebens“ erweckt, andererseits des Dominierens und der Führungsanspruch in Lebenssituationen.

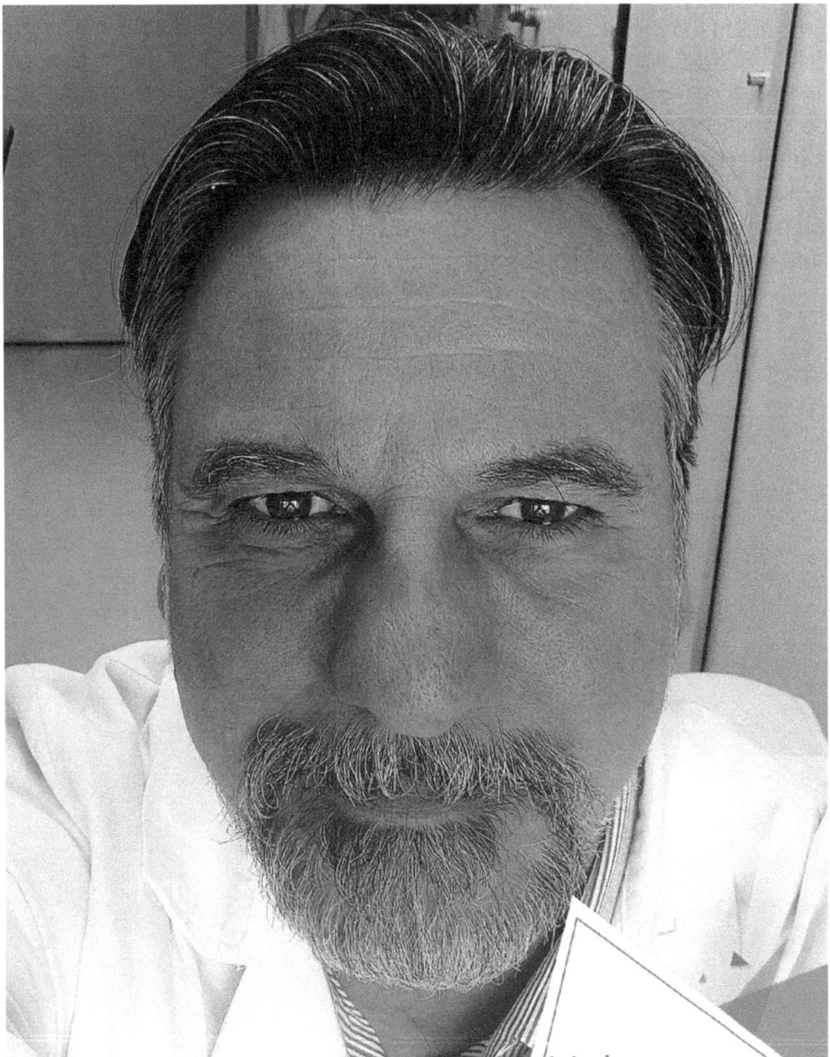
Lighten up
with HPM

Fall 19 – Anosmie – Basar der Düfte

ANAMNESE/DIAGNOSTIK:

Patient, 47 Jahre alt, Chefkoch, Vater von 2 Kindern. Diagnose: Anosmie, eine zentrale Ursache wurde ausgeschlossen. Der Patient weiß nicht, wie lange er schon nichts riecht, er habe es irgendwann vor Jahren bemerkt. Er erzählt, dass er früher in der Nähe einer Mülldeponie gearbeitet hat. Es wird mit ihm diskutiert, ob dies dazu geführt hat, dass sein olfaktorischer Sinneskanal verkümmert ist? Er kommt vier mal zur Akupunktur bevor ihm Hypnoakupunktur angeboten wird. Der Patient ist offen für das Neue, aber er gibt zu verstehen, dass er ja keinen ‚Unfug' möchte und gibt auch zu bedenken, dass er womöglich willenlos alles tun müsse, wozu ich ihn heiße, das wolle er auf keinen Fall! Ich erkläre dem Patienten noch einmal das Wesen der medizinischen Hypnose, dass es sich um einen Zustand der vollkommenen Entspannung handle, um einen Zustand zwischen Schlafen und Wachen, mit ganz besonderer Aufnahmefähigkeit, um einen veränderten Bewusstseinszustand einfach, in welchem man eine Beziehung aufbauen könne zu seinem Unbewussten und dadurch die Möglichkeit erhalte, Ressourcen aus dem Unbewussten zu holen und für die Therapie zu nützen. Sein Unbewusstes würde dabei aber keineswegs willenlos sein und ihn auch vor allen Gefahren schützen. In der erweiterten Anamnese schildert der Patient von seit Jahren leichten Pollinose-Beschwerden im Frühjahr, häufiges Hüsteln, gelegentlich Infekte der oberen Luftwege, besonders nach Kälteexposition; manchmal, v.a. im Herbst Neigung zu leichter Traurigkeit, raucht dann etwas mehr als sonst, leichte Schweißneigung tagsüber.

TCM-Anamnese: Lungen Qi Schwäche (Infekte), Lungen Yin Mangel (Rauchen), Milz Qi Schwäche.

YNSA: Diagnostik: Hegu-Test: rechts positiv, Basispunkte: A bds und B rechts, Sinnesorganpunkte: Nase bds., Hirnnerven: 9.HN bds. (N.glossopharyngeus, entspricht der Lunge, kann auch am Ohr gegeben werden) und 1. HN: (N.olfactorius, entspricht der Niere), Hals Dg: Lu bds, MP li, Ni bds

(Yamamoto: Neue Schädelakupunktur für die Praxis, Zeise-Süss: Deutsche Zeitschrift für AP 53, 1/2010, Hypno-Akupunktur: Dorfer, Gasser, Kaindlstorfer)

AKUPUNKTUR/TCM:

Akupunktur:

- Stärkung von Lunge, Milz und Niere
- Folgende AP könnten überprüft werden:
  - Stärkung der Lunge: Lu 7, 9, 10 (Feuerpunkt tonisierend), Lu 1 und Bl 13, LG 14, KG 17, transversales Luo von Di 6-Lu 9
  - Stärkung der Milz: 6 er Regel (Ma36, MP6,2,4, KG6, KG 12, Le 13, Bl 20)
  - Stärkung der Niere: LG 4, Ni 7, Bl 23, Ga 25

Ich beschließe, wie bisher mit YNSA, Yamamoto Neue Schädel-AP weiterzuarbeiten, weil sich bereits ein Erfolg abzeichnet

Akupunktur: YNSA

- Basispunkt A bds., B rechts, Sinnesorganpunkt: Nase bds.,
- Hirnnerven: N.olfactorius bds. und N. glossopharyngeus bds.
- Y-Punkte: Lu rechts, MP rechts, Niere.

HYPNOSE:

Trance-Induktion:

Ich lade Sie nun ein, in Gedanken eine kleine Reise mit mir zu unternehmen, wenn es Ihnen angenehm ist und alle Bilder, die möglicherweise vor Ihrem geistigen Auge erscheinen, einfach zuzulassen…Seien Sie neugierig darauf, was passiert…wer weiß... es kann sein, dass Sie sich in einem blühenden Garten wiederfinden… in einem Park vielleicht...oder auf einem... oder aber in einem asiatischen Bazar, umgeben von wunderbaren Düften exotischer Kräuter (wird ausgiebig elaboriert) ....oder es könnte auch sein, dass Sie .....wer weiß…

Ich bitte Sie nun, sich vor Ihrem inneren Auge eine Treppe vorzustellen, eine Treppe, die Sie langsam ...ganz so, wie es für Sie angenehm ist… eine Treppe, die Sie betreten, nach oben oder nach unten, oder von unten nach oben, oder nach innen… ganz wie es Ihnen beliebt, in ihrem eigenen Rhythmus, in ihrer eigenen Zeit… ihre Treppe, mit ihrer ureigenen Atmung… ein und aus, sehr schön, sie zu betreten… genau…und ich lade Sie ein, wenn es Ihnen recht ist, diese Treppe einmal so richtig wahr zu nehmen... sehr schön… es kann sein, dass diese Treppe aus Stein ist …Pause... es kann aber auch sein, dass sie aus Holz gebaut ist, ein bisschen weicher vielleicht, etwas knarrt vielleicht gar unter ihrem Schritt, manchmal ist so eine Treppe aber auch aus duftendem Gras und Heu und feuchter Erde entstanden, wie von Geisterhand geschaffen, genau so nämlich, wie es für Sie in Ordnung ist.

...Stufe für Stufe, und ich lade Sie ein, diese Treppe unter Ihren Füßen zu spüren…genau…mit Ihren nackten Füßen…ob sie weich ist, wie ein samtener Teppich vielleicht oder isländisch Moos, ein wenig nachgibt sogar unter dem Druck ihrer Füße, sie einsinken lässt vielleicht ein bisschen oder aber weniger weich... ob sie kalt ist oder angenehm warm, aufgeheizt durch den Strahl der Mittagssonne...genau… und während Sie diese Treppe besteigen, neugierig, wohin sie Sie wohl bringen wird… Stufe für Stufe, mag es sein, dass Sie sich immer leichter fühlen, leicht und frei, wie eine Biene vielleicht, angelockt vom süßen Nektar der Blüten... genau, es könnte auch sein, dass Sie ein sehr angenehmes Gefühl der Entspannung wahrnehmen … ein bisschen müde sogar und ein und aus …und es ist möglich, dass eine wohlige Wärme ihre Nase kitzelt...

…und manchmal passiert es, dass der Wind einen wunderbaren Duft von Jasmin durch die Lüfte trägt, oder einen anderen angenehmen Duft, der sich einschleicht in deine Nase und unaufhaltsam ausbreitet wie ein .... genau ... über die Schleimhaut deiner Nasenmuscheln hinein in das Innerste Geflecht deines Riechapparates, und es mag sein, dass die kleine Biene ihm nachfolgt, vor deinem geistigen Auge, eintaucht mit dir gemeinsam, mit surrenden Flügeln…suchend… ganz leicht und frei und ein bisschen übermütig sogar…hinein in die hinterste Kammer dieser Höhle des Wohlgeruchs, die sich nun auftut für dich mit dem süßen, alles nährenden Nektar, genau ...und mit jedem Atemzug über die innere Grenze deiner Nase hinaus oder besser hinein… sehr schön... ein wenig nach oben, immer ruhiger, immer duftender, nach oben wie von einem unsichtbaren Faden gezogen über die obere Wand deines inneren Raumes in den inneren Teil deiner Stirn… genau…

…um sich dann über die kleinen goldenen Fäden der zarten Riechnervchen sehr, sehr vorsichtig etwas weiter vorzuwagen… nach rechts und ein bisschen nach links vielleicht um sich schließlich festzusetzten für immer und ewig in den tiefen Windungen deines Gehirns...genau am richtigen Platz…sehr schön…

Entfernung der Nadeln:

Und damit du diesen deinen innersten Raum, dieses Gefühl der tiefen Zufriedenheit und des Glücks in vollen Zügen auskosten kannst, werde ich dir nun die Nadeln herausnehmen, eine nach der anderen…du spürst den Zug am Kopf, zuerst rechts, den Zug nach außen und oben und alles fließt... und dann links, nach außen und vorne und alles fließt, sehr schön… und ich lade dich nun ein, einmal ganz genau zu spüren…

…wie deine Nasenflügel weit werden und immer weiter, so als ob sie was suchten...und schließlich aufnehmen im Glanz des Tautropfens der Morgensonne und für immer festhalten den Duft des neuen Tages im Frühling… sehr schön...und alles hinter sich lassen und nur mitnehmen, was gut für dich ist… belassen die Deponie mit ihren ureigenen Gerüchen, in ihrer ureigenen Funktion, den Abfall nutzbringend zu entsorgen und zuzuführen seiner ureigenen Aufgabe der Umwandlung zu wohlriechenden Bausteinen für Neues… genau…

…und du sollst wissen, dass du jederzeit zurückkehren kannst in diese Kammer des Duftes und schöpfen kannst aus diesem Meer, aus der Tiefe des Unbewussten und mitnehmen in deinen eigene Welt...

Rückholung aus der Trance:

…und obwohl es sehr schön ist für Sie, diese kristallklare, wohlriechende Luft zu atmen an dem wunderbaren Platz mit weit geöffneter Brust und Nasenflügeln …ist die Zeit begrenzt und ich werde Sie deshalb bald bitten (Änderung der Stimmlage), diesen Platz langsam wieder zu verlassen, Stufe für Stufe zurück in die Welt der Realität.

Ich werde bald zählen von 3 nach 1 und wenn ich 3 sage, kehrt sich Ihr Bewusstsein von innen nach außen und wenn ich 2 sage, ist alles wieder so, wie es vorher war - bis auf jene Suggestionen, die gut und wichtig für Sie sind - und wenn ich 1 sage, werden Sie die Augen öffnen und Sie werden zurückkehren mit einem Lächeln auf Ihren Lippen in das Hier und Jetzt mit den betörendsten Düften dieser Welt in ihrer Nase...Jetzt!

ERGEBNIS:

YSNA: Das Auslöschphänomen ist eingetreten, die Halspunkte sind verschwunden.

Der Patient kann sich sehr gut entspannen. Bereits nach der 1. Akupunktur-Sitzung (YNSA, Yamamoto Neue Schädel-Akupunktur) ist es ihm möglich, frische Bettwäsche zu riechen! Beim nächsten Mal einen Hauch von süßem Parfum, dann Rosmarin, wenn er ihn fein verreibt.

Es fällt dem Patienten nicht leicht, zurückzukommen ...und nach ein paar Dehnungsübungen erzählt er mir von einem Garten voller reifer Früchte und Beeren in den verschiedensten Farben und Formen und er glaubt, den Duft von Zitronen wahrgenommen zu haben.

VIP Punkt: Der Patient hat den Punkt am meisten wahrgenommen, der dem N. olfactorius entspricht, der Niere also. Ihm wird der Verlauf des Nierenmeridians erklärt und er wird angehalten, diesem Meridian mehrmals täglich im Geiste zu folgen und den Punkt Niere 7 mehrmals täglich zu drücken, am besten abends vor dem Schlafengehen.

SCHLUSSFOLGERUNG:

Anosmie ist sicher ein beunruhigendes Krankheitsbild für einen Chefkoch, andererseits kann es auch Prodromalstadium einer Demenz sein. Nutzbringend werden hier bekannte Engramme, Bilder und Muster evoziert, Schädelakupunktur nach YSNA Diagnostik eingesetzt. Es gelingt zuerst auf unbewusster Ebene, bestimmte Muster zu generieren (Zitronengeruch) und dann, diese langsam wieder in den bewussten Bereich zu transformieren. Das Krankheitsbild erweckt den Eindruck einer Analogie zu hysterischer Erblindung und die Assoziation mit dem

Auslöschen dieses Sinneskanals durch das Wohnen neben einer Mülldeponie ist nicht von der Hand zu weisen. Im Falle eines Demenzprodromalstadiums wäre eine Heilung dieser Art vermutlich nicht möglich.

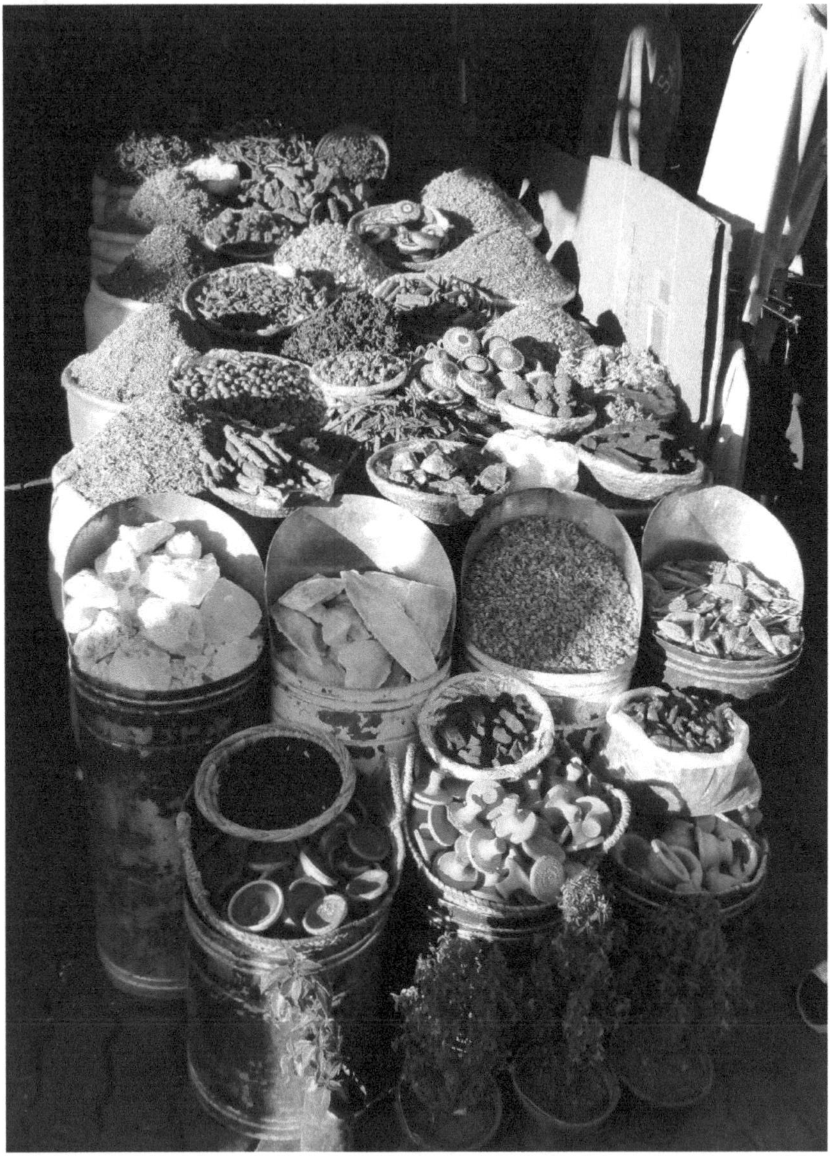

Fall 20 – Phantomschmerzen und die Reise durch den Körper

ANAMNESE/DIAGNOSTIK:

Patient, geb. 1955, Phantomschmerzen linkes Bein nach Oberschenkel-Amputation durch Arbeitsunfall. Der Patient klagt über teils unerträgliche Schmerzen in der linken Fußsohle und im Bereich der Zehen seines amputierten Beines. Er schildert mir den Unfall und erzählt, wie es war damals unter dem Traktor auf der Straße war, als er sein Bein verloren hat und wie er alles klar und deutlich miterlebt und keine Schmerzen verspürt hat (Todstellreflex; Teiltrance – Anästhesie)… Jetzt aber sind sie da, die Schmerzen, schon seit vielen Jahren, stark und erbarmungslos. Er möchte keine Medikamente mehr einnehmen: „Die helfen ja sowieso nicht! Vielleicht hilft die Akupunktur."

AKUPUNKTUR/TCM:

Ich wähle die Balance Methode nach Dr. Tan.

Die kranken Meridiane am linken Fußrücken würden dem Blasen-Gallenblasen–und dem Magen-Meridian entsprechen und die an der Fußsohle dem Nieren-Meridian, wäre das Bein noch vorhanden. Ich mache die Matrixanalyse und nadle die Ahsi-Punkte kontralateral an der rechten Hand im Bereich des Dünndarm-, des 3-Erwärmer- und des Dickdarm-Meridians (um Dü 3, 3E3 und um Di4) und an der Handfläche die druckdolenten Punkte um Herz 8. Zudem appliziere ich die Laserneedles am Stumpf.

Auffallenderweise wird bei Berührung des Stumpfes eine brennende Sensation angegeben und zwar ziemlich genau im Bereich des „Blasen-Gallenblasen-und Magenmeridians am fehlenden linken Fuß“!!

HYPNOSE:

Vorbereitung:

Ich erzähle dem Patienten die Geschichte von John, dem Freund des Begründers der modernen Hypnotherapie (Stellvertreter-Geschichte).

Fixierung der Aufmerksamkeit: die Überraschung fesselt die Aufmerksamkeit und unterbricht das vorhergehende Assoziations-Muster, das Bewusstsein wird abgelenkt, individuelle Motivation, Yes Set…

...und John bückte sich und kratzte sich am Fuß, den er nicht hatte, er trug eine Prothese… und er sagte: es ist so angenehm, wenn ich mein Holzbein kratze…

…also, wenn man in einer Extremität Phantomschmerzen haben kann, dann kann man auch angenehme Gefühle empfinden!! Oder? Angenehme Phantomgefühle. Und die sind köstlich. -- Sie haben also gelernt, angenehme Gefühle zu haben? Sie konnten lernen, den Schmerz in ein angenehmes Gefühl umzuwandeln? -- Ja, ich habe das gelernt (indirekte ideodynamische Suggestion: andere haben gelernt)

…Und ich erzähle dem Patienten, wie ein anderer Patient sein Jucken sich von seinem Jucken befreit, wenn die Krankenschwester das Betttuch kratzt. Und wie der Therapeut zu ihm sagt:

… es ist so wichtig, in der Prothese angenehme Empfindungen zu haben, das Gefühl der Wärme, der Kühle, des Ausgeruht-Seins. Die meisten Patienten denken nur an Schmerzen, aber man muss auch angenehme Phantomgefühle empfinden.

Der Patient schaut mich ungläubig an. Angenehme Gefühle in einem toten Holzbein? Andere können den Schmerz umwandeln in ein angenehmes Gefühl? Wer hätte das gedacht, das hat ihm noch niemand gesagt.

Der Patient ist in einem Zustand hoher Reaktionsbereitschaft. Er hat nichts einzuwenden, es kommt kein Protest gegen diese ungewöhnliche Geschichte, es ist nicht seine Geschichte und er findet sie sehr interessant. Er ist bereit, den therapeutischen Bezugsrahmen zu akzeptieren und er wird die Suggestion annehmen, noch bevor er je eine Trance erlebt hat (implizite Postulate, Vorwegnahmen).

(Hypnotherapie: Milton H. Erickson, Ernest L. Rossi; Hypno-Akupunktur: Dorfer, Gasser, Kaindlstorfer)

Ich atme mit dem Patienten in seinem Rhythmus und frage ihn, ob er schon einmal von einer Trance gehört habe, ob er eine solche möchte und wie er sich eine Trance vorstelle. Er hat keine Vorstellung. Ich erzähle ihm vom Wesen des Unbewussten und erkläre ihm das Phänomen der Trance. Der Patient ist bereit und ich beginne mit der Induktion/Trancearbeit:

„Gut, dann lade Sie nun ein, mit mir eine Reise durch Ihren Körper zu machen. Sie möchten das doch, nicht wahr?“ (Versteckte Frage) Patient bejaht.

Ich rede, wenn der Patient ausatmet, ruhig und leise – „Ich möchte Sie also mitnehmen auf eine Reise durch Ihren Körper.

Schön. Ich lade Sie ein, sich bequem hinzulegen unter die flauschige Decke, ist es gut so? Liegen Sie bequem? Gut!

Sie können Ihre Augen jetzt schließen, wenn Sie möchten, sie können Sie aber auch geöffnet lassen, wenn Ihnen das lieber ist und ich bitte Sie nun, sich ganz zu entspannen. So ist es gut…sehr schön.

Wir beginnen ganz oben an Ihrem Körper und wandern immer weiter hinunter in Gedanken, auf und in Ihrem Körper, von oben nach unten, sehr schön… die Atmung ruhig …ein und aus … von oben nach unten…und ich lade Sie ein, Ihren Körper einmal ganz bewusst wahr zu nehmen. Es kann sehr angenehm sein, seinen Körper einmal auf diese Weise wahrzunehmen und anzunehmen, so anzunehmen, wie er ist.

Genau. Und ich bitte Sie jetzt, wenn es Ihnen angenehm ist, die Muskeln auf Ihrer Stirn zu entspannen, jeden einzelnen Muskel, sehr schön, jeden einzelnen, so dass jede Falte sich glättet, sehr schön…und während sich jeder Muskel auf Ihrer Stirn entspannt, entspannen sich auch die kleinen Muskeln um Ihre Augen und es glätten sich ebenso die kleinen Fältchen um Ihre Augen, die ein Zeichen dafür sind, dass sie gerne lustig sind und lachen… und vielleicht ein Schelm sogar …und es kann sein, dass Ihre Augen ganz von selbst beginnen, sich ein bisschen zu bewegen, nach oben vielleicht oder nach unten oder nach der Seite und wieder zurück. Und während sich Ihre Augen ganz von selbst ein wenig bewegen, entspannen sich auch die Muskeln in Ihren Wangen, der Unterkiefer fällt locker ein wenig nach unten, ein klein wenig nur, die Zahnreihen entfernen sich voneinander und ihr Mund, Ihre Lippen werden weich und die Zunge liegt locker auf Ihrem Platz, genau…

Spüren Sie die Veränderung, die in Ihrem Körper vorgeht? Sehr schön…Und während sich nun auch die Muskeln an Ihrem Hals und am Nacken zu lockern beginnen, kann es sein, dass Sie paar Mal schlucken, ganz von selbst und dass Sie die Entspannung wahrnehmen, die nun langsam beginnt, von oben nach unten, sich auf den oberen Teil des Körpers auszubreiten. Sie lockern jetzt auch die Muskeln der Schultern, vorne und hinten und die Muskeln des oberen Rückens, hinten und vorne und in der Mitte, jeden einzelnen und die der Oberarme, die der Unterarme, der Hände und die kleinen Muskeln eines jeden einzelnen Fingers. Sie spüren das Schwerer-Werden Ihrer Arme und Sie spüren schon deutlich, wie Sie selbst ein gutes Stück schwerer geworden sind und Sie spüren den Druck Ihres Körpers auf der Unterlage und das Weitwerden des Brustkorbs. Genau…und es kann sehr angenehm sein, dies zu spüren, die Tiefe, die Weite…die Ruhe und schwere Leichtigkeit in ihren Gliedern.

Es entspannen sich nun die Muskeln des unteren Rückens und vielleicht hören Sie auch schon das zufriedene Glucksen Ihres Bauches, ein Zeichen dafür, dass auch er sich entspannt... genau. Jetzt sind wir bei den Hüftmuskeln angelangt, bei den Muskeln des Beckens, den kleinen und großen, vorn und hinten, auf der Seite und es lockern sich auch schon Ihre Beine, das rechte und auch das linke. Und Sie spüren ein wunderbar angenehmes Gefühl in diese ihre Beine hineinströmen, ein phantastisches Gefühl der Wärme und der Leichtigkeit in den Beinen…den beiden…

…sich ausbreitend von oben bis unten, von den Leisten über die Knie bis in die äußersten Zehenspitzen, in die Zehen oben und auf der Unterseite… und Sie genießen diesen Augenblick und Sie wissen, dass sie ihn jederzeit wieder herbeiholen können, diesen wunderbaren Moment des vollkommenen Wohlgefühls in Ihrem ganzen Körper und in Ihren Beinen…“

Ankern beim Entfernen der Akupunkturnadeln:

„Und ich werde dich nun befreien von den Nadeln, eine nach der anderen und du spürst den Zug nach außen, ganz leicht und nach oben und nach außen und nach unten und alles fließt und alles ist leicht …

…und in diesem Zustand der Leichtigkeit des Seins und des Wohlgefühls und der tiefen Entspannung kann es sein, dass du eintrittst in einen wunderbaren Ort, an dem du immer schon gerne warst, dich setzt auf den Schoß der tröstenden Mutter vielleicht oder auf den Hochsitz in aller Früh in deinem geliebten Wald …einen Ort, der seine ganz besondere, heilsame Wirkung auf Dich ausübt und es kann sehr angenehm sein, die Schmerzen hier abzulegen wie ein Bündel schwerer Last, in einen Ballon zu legen vielleicht und loszulassen das Schwere…aufzusaugen die Leichtigkeit …und aufzusteigen und sich zu erheben mit wehenden Flügeln vielleicht… frei von aller Last und weiter aufzusteigen und ein Stück begleiten den schweren Ballon neben dir, der, beladen mit all deinem Schmerz noch höher steigt und immer höher und höher und kleiner wird vor deinem Auge und immer kleiner, bis er als winziger Punkt sich auflöst in der Unendlichkeit des Universums … genau ...

…sehr gut… und es kann sehr angenehm sein, zu wissen, dass du jederzeit, wann immer du möchtest, hierher zurückkommen kannst an diesen, deinen inneren Ort der Zuflucht… jederzeit zurückkommen… genau… und ablegen das Schwere und aufnehmen das Leichte

…und zu wissen, dass das Unbewusste Dir beistehen wird und dir hilft, alle Möglichkeiten, die du hast, zu nutzen und zu aktivieren… und losgelöst von schweren Ketten… sehr schön…"

Trance zurücknehmen:

…und obwohl es sehr schön ist in Ihrem Ort der Zuflucht und der Schwerelosigkeit, ist die Zeit begrenzt und ich werde ich Sie nun bald bitten (Änderung der Stimmlage), langsam wieder zurückkehren, wenn Sie bereit sind... in Ihrem eigenen Tempo, ganz so, wie es Ihnen recht ist. Sie werden die Kraft und die Energie zurückfließen lassen ... und ich werde jetzt zu zählen beginnen, von 3 nach 1 und wenn ich 3 sage kehrt sich Ihr Bewusstsein von innen nach außen, sie spüren die Beine auf der Unterlage, die Arme, ihren Körper… die Kraft, die zurückkehrt…und wenn ich 2 sage, ist alles wieder so, wie es war - bis auf jene Suggestionen, die gut und wichtig für Sie sind - und wenn ich 1 sage, werden Sie die Augen öffnen und Sie werden zurückkehren mit einem Lächeln auf Ihren Lippen in das Hier und Jetzt …jetzt!!

ERGEBNIS:

Als VIP Punkt zeigt sich das Areal um He 8 an der rechten Hand, es steht wohl stellvertretend für den fehlenden linken Nieren-Meridian am Fuß. Wir einigen uns, dass sich der Patient den Verlauf des Herzmeridians allabendlich vorstellt im Geiste und ihn verfolgt und der VIP-Punkt an der Hand soll mehrmals täglich gedrückt werden, besonders am Abend, wenn er sich zum Schlafen hinlegt. Der Patient hat die Trance als sehr angenehm empfunden. Sein Safe Place war sein Lieblingsplatz im Wald auf dem Hochsitz, auf dem er „sein“ Wild beobachtet... Bei der nächsten Sitzung, zu der der Patient sehr gerne wiederkommt, erzählt er mir, dass er nur im allerletzten Moment einen Unfall verhindern konnte: er wollte mit dem linken Bein voran aus der Badewanne steigen… die Schmerzen hatten sich verändert, es war anders, er hatte viele verschieden Empfindungen, wenn er es zuließ, vor allem aber angenehme.

SCHLUSSFOLGERUNG:

Phantomschmerzen haben schon Erickson beschäftigt. Die Tendenz des Unbewussten, nicht vorhandene Sinneseindrücke durch selbst generierte Ersatzeindrücke zu ersetzen ist hinlänglich aus der Pathogenese des Tinnitus bekannt. Auch her kommt es primär durch ein Ereignis (Embolie, Entzündung, lautes Rockkonzert) zum Absterben von Nervenzellen im Hörorgan, die fehlenden Frequenzen werden dann vom Unbewussten einfach erzeugt und es entsteht das typische Pfeifen. Bei der Methode nach Dr. Tan werden erst blockierte Meridiane identifiziert und dann die zu nadelnden Punkte, die Blockaden aufgelöst durch Nadeln der möglichst weit vom Schmerz entfernten Punkte am Meridian. Die Meridiane werden „ausbalanciert“ (Balance Methode). Geeignet für schwer fassbare Schmerzen.

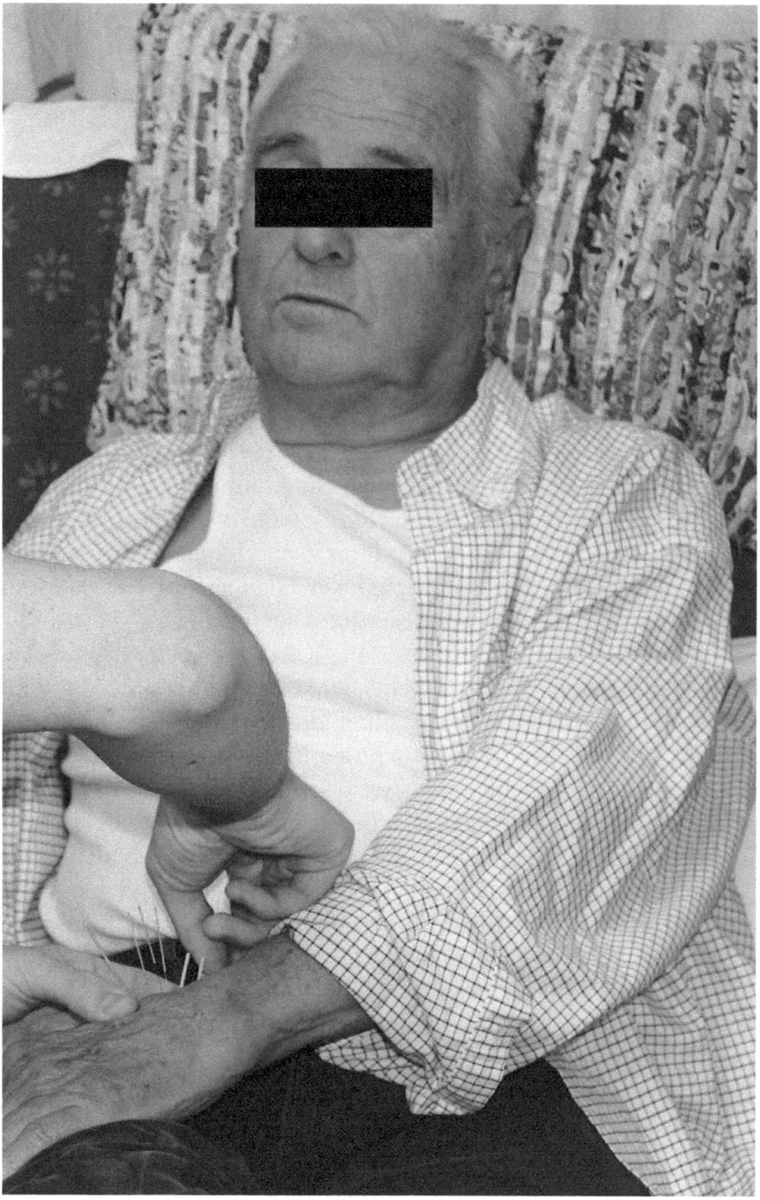

Fall 21 – Stress bei Brustkrebs - Entfernen der Nadeln als Anker

ANAMNESE/DIAGNOSTIK:

Patientin, 40-jährige Pädagogin, Diagnose: Brustkrebs, Zustand nach operativer Sanierung, seit 3 Wochen Chemotherapie, möchte von uns komplementär-medizinisch begleitet werden.

Die Patientin war erst einmal bei uns. Sie kommt ohne Terminvereinbarung und ist verzweifelt. Sie weint, obwohl sie sich vorgenommen hat, stark und mutig zu sein, schon ihrer zwei kleinen Söhne willen und sie zittert am ganzen Leib. Ihr religiöser Glaube hilft ihr im Moment auch nicht weiter. Immer, wenn sie die Augen schließt, sieht sie grauenhafte Bilder: Fische fressen sie auf, Katzen attackieren ihre Augen mit scharfen Krallen, alles erscheint dunkel, es gibt kein Licht und sie kann die Gerüche nicht mehr aushalten, die alle übel sind und stark und „grausam" und sie kann ihrer Pflicht als Mutter nicht mehr so, wie sie möchte, nachkommen; sie sei zu schwach und zu krank dazu. Aggraviert werden die negativen Gefühle durch ihr äußeres Erscheinungsbild, welches durch die Chemotherapie und den damit verbundenen Haarausfall geprägt ist. ***TCM-Diagnostik:*** Dem Krebs liegen Schleim, Stagnation, Stase und „Krebstoxine" zugrunde und die Chemotherapie führt zu Qi-, Blut- und Yin-Mangel, führt zu Nässe und Schleim, die Emotion Angst und Sorge verstärkt die Stagnation, die toxische Hitze geht über in Feuchtigkeit. Je ausgedehnter das Tumorgeschehen, desto kleiner das gute Qi.

AKUPUNKTUR/TCM:

TCM-Therapie:

chinesische Kräuter (je nach Vorherrschen der Symptomatik): z.b.:

- Die Mitte stärken und regulieren
- Qi , Blut und Essenz stärken
- Feuchtigkeit und Schleim ausleiten, Stase lösen, Knoten zerstreuen
- Yin und Säfte nähren, den Darm befeuchten, toxische Hitze eliminieren
- Leber Qi Stagnation lösen, die Leber harmonisieren (damit die Emotionen wieder frei fließen können und das eingeengte Leber-Qi befreien)
- den Geist beruhigen!!
- „Krebstoxine“ lösen

Akupunktur:

Programm überlegen und Überprüfen folgender Punkte auf Aktivität:

konstitutionelle Akupunktur (nach Prof. Dorfer) sie kann eine grundsätzliche Verbesserung des Allgemeinzustands und der Energetik des Patienten bewirken, insbesondere wird eine Stimulation des Immunsystems bezweckt:

Punkte: 3E 5 (entspricht in der Aurikulomedizin dem Hauptsteuerungspunkt des Immunsystems), Ma 36 als wichtigster roborierender Punkt, Ni 3 und Ni 7 zur Aktivierung der Reserveenergien, Gb 41 als Kardinalpunkte-Partner von 3E 5 und He 6, der offenbar einen spezifischen Bezug zu allem Carcinom-Geschehen aufweist.

Weiters: KG 12 (die Mitte öffnen!! Dr. Reininger), KG 6 unteres Meer der Energie, Meisterpunkt der Qi Bewegung: 1-1,5 cun distal der dorsalen Handgelenksfalte über dem Os metacarpale 3 der dominanten

Hand, LG4: kann auch an der nichtdominanten Hand gegeben werden, unmittelbar proximal der GG des 2. und 3. Fingers, zw den Metacarpalia 2/3, wird von distal nach proximal sehr tangential gestochen KG 8: da die Akupunktur am Nabel nicht erlaubt ist, Stechen an der dominanten Hand, an der tiefsten Stelle der Palma manu, wegen seiner Empfindlichkeit mit Führungsröhrchen oder Therapie mit dem Handlaser

- Beruhigung des Geistes: He 7, LG 20 sedierend
- Nausea und Brechreiz: Neiguan KS 6, Zusanli Ma 36, Zhongwan KG 12 und Hegu Di 4
- Qi Stagnation: Le 3 Ga 41 Ga 34 Di 4 Le 13 14, 3E6 KS 6
- Angst und Sorge: Lu 1 bds

Setzen der Nadeln nach Bestimmung der aktiven Punkte

HYPNOSE:

Vorbereitungsphase: Hilfe für die Patientin, eine optimale Einstellung zu erhalten.

Ich lade sie ein, Platz zu nehmen auf der Liege und ich setze mich zu ihr. Ich warte, lasse sie reden und weinen und schluchzen und dann sage ich: „ich finde es sehr gut, dass Sie zu uns gekommen sind, das war sehr vernünftig von Ihnen. Ich weiß, es ist sehr schwer, diese Mühen und Strapazen zu ertragen, aus dem gewohnten Leben gerissen zu werden von einem Moment auf den anderen, zu leben mit der Angst, den Schmerzen und der Unsicherheit ... und es ist ganz bestimmt sehr schwer, all das Neue und Bedrohliche zu ertragen … **aber**… ihre Krankheit ist gottlob im Anfangsstadium entdeckt worden, im Rahmen einer Vorsorge-Untersuchung und das ist sehr gut! Es war sehr wichtig, dass sie dahin gegangen sind.“

Rapport: Ich atme in ihrem Rhythmus, spreche langsam und ruhig, während sie ausatmet.

„Die Monate des Leids und der Schmerzen und der Minderwertigkeitsgefühle sind unter diesen Umständen eine sehr, sehr lange Zeit, aber…

… ich freue mich immer wieder, wie dicht und glänzend die neuen Haare sich förmlich hinausdrängen, unbeirrt und unbeschadet den Weg sich bahnen nach außen, stark und mutig, ja stärker noch als die zarten Knospen auf der Wiese in der Frühlingssonne… und wie die Frauen aufblühen, gleichsam hinauswachsen über sich selbst… aufrecht und nach oben …nach „getaner Tat“ und wie befreit sie lachen können und eintreten in den Sommer ihres wiederentdeckten Lebens … und auch ihr Lächeln wird strahlend sein bei der Feier der ersten heiligen Kommunion ihres Sohnes und dieses und das Lächeln ihrer Familie wird sie vergessen lassen die Qual von heute...“

Die Gesichtsmuskeln der Patientin entspannen sich, die Hände zittern nicht mehr so stark.

Ihre fokussierte Aufmerksamkeit wurde erreicht

Einleitung der Trance/Induktion, Fragen: indirekte Form der Suggestion: Ich lade Sie jetzt ein, sich noch mehr zu entspannen … genau... sehr schön… ganz ruhig… hineinfließen lassen die heilbringende, gute Luft bis in das Innerste Netz deiner Lungen und hinausströmen die verbrauchte in die Unendlichkeit ... ganz ruhig ... einfach geschehen lassen ... genau... und spüren, wie die Wahrnehmung langsam von außen nach innen geht... sehr schön, du brauchst nichts zu tun .. du brauchst auch gar nicht deine Augen zu schließen, wenn du nicht möchtest … (Nicht-Wissen, Nicht-Tun) ...du brauchst dich um Nichts zu kümmern …nur geschehen lassen… spürst du, wie du ruhiger wirst? Wie alles leicht wird? Wie das Schwere weicht mit jedem Atemzug nach außen …weicht nach außen... …mit jedem Atemzug .. und die Leichtigkeit kommt.. mit jedem Atemzug nach innen?

Früher oder später … (vage zeitliche Angaben, das Unbewusste kann die Zeit selbst bestimmen) möglicherweise schon recht bald…werden angenehme Gedanken zu dir zurückfinden … und die bösen Bilder werden aufsteigen gleich dicken, schweren Rauchschwaden … oder wie feine Seifenblasen gar, entstanden aus dem Grau der Seife, tänzelnd in den Strahl der Sonne … sich verwandeln in die wunderbarsten Farben der Welt … strahlend… mit himmlischem Glanz, immer größer werdend und leichter, aber auch immer zarter, immer dünner und durchsichtig gar, sich ausdehnen, immer mehr.. um sich dann aufzulösen mit einem kleinen, kaum hörbaren, aber doch mit einem ganz bestimmten, energischen Laut … sich auflösen … um stumm einzutreten in eine andere Welt und zu verschwinden für immer im Nichts … für immer im Nichts…auf Nimmerwiedersehen…und zurücklassen die wunderbarsten Farben des Regenbogens, die du nun aufnehmen kannst mit jedem neuen Atemzug…

…genau … in deinen heilenden Körper, von oben nach unten, sie aufnehmen wie farbige Kreise in deine Brust, und es mag sein, dass sie deine Brust umschmeicheln und streicheln von innen und füllen mit der Wärme und der Kraft der Genesung … und tauchen in leuchtendes Licht jeden Raum deines Körpers und... und es kann sein, dass sich ein wunderbarer, angenehmer Duft emporhebt aus den Farben des Regenbogens, aufsteigt von Innen in deine Nase und verdrängt den üblen Geruch nach außen … und es kann sein, dass der Duft der Freude, des Sieges und des Triumphes … eindringt ...ganz tief.. hinein … in den Bauch, hinab durch die Beine bis zu den Zehen und den Zehenspitzen ... um auszutreten als Feuerschweif ähnlich dem von Bethlehem am Firmament, ein neues Leben zu verkünden in alle Welt …um erneut einzudringen in dich von oben mit seiner ganzen Kraft und Herrlichkeit…

Safe Place ansteuern:…und während du so daliegst, entspannt und ruhig und entrückt von allem Irdischen… und immer mehr und mehr eintauchst in den Zustand der vollkommenen inneren Ruhe... eingehüllt in Licht und Wärme deines Regenbogens ... lade ich dich ein, wenn es dir recht ist, in Gedanken eine kleine Reise mit mir zu unternehmen...

Es kann sein, dass dir das sehr angenehm ist.... wie vielen Menschen, die das Rauschen des Meeres lieben und das frohe Treiben der Fische in der unendlichen Weite des Meeres ...das kräftige Schlagen der starken Wellen im Wind ... oder aber die weichen Rundungen im starken, Fels in der Brandung` vielleicht... genau... manche Menschen lieben den Duft und die Klänge des Südens ...den Ruf und das einladende Winken der Marktfrau vielleicht... genau ... den feinen, trockenen Sand unter ihren nackten Füßen... oder aber ein Büschel von feuchtem Gras auf einem trockenen Stein am Ufer einer kleinen Insel... und sie streicheln die samtenen Pfötchen der glücklich und friedlich schnurrenden Katze im Schatten des riesigen Baumes... oder einfach nur die Einsamkeit und die Stille, die Ruhe am Abend im Sonnenuntergang... um aufzusaugen die Kraft für den Alltag .. und es ist ganz sicher so ... dass auch du einen schönen Platz kennst in einer schönen Umgebung...

...aus einer unbeschwerten und glücklichen Zeit in deinem Leben ...

.. und wenn es dir gut tut ... und wenn du jetzt möchtest, dann bitte ich dich nun, in Gedanken einen solchen Ort aufzusuchen ... einen *Ort der Zuflucht*, der Wärme, der Geborgenheit, einen Ort des Glücks, des Lichtes, der Unbeschwertheit und der Wohlgerüche, einen Ort, der dich schützt und der dich auffängt... dich abschirmt von allem Unheil... einen Inneren Ort der Zuflucht also, an dem du abladen kannst jede Last, die dir zu groß geworden ist ...abladen die Last ... und aufnehmen die Leichtigkeit, die neue Kraft um sie mitzunehmen mit dir zurück in dein neues Leben .. sehr schön...

Entfernung der Nadeln und positive Suggestionen und posthypnotische Suggestionen: Ich werde dir nun die Nadeln entfernen, eine nach der anderen, von oben nach unten...dich zu befreien von jeglicher Last um zu öffnen die Punkte für den ungehinderten Fluss der neuen heilbringenden Energie ...und alles wird leicht ...und alles fließt ... und du wirst nun auch kennen den Ort mit der großen Truhe, randvoll gefüllt mit Kraft und Mut, Energie und Zuversicht für dich ganz allein... und du sollst nun auch wissen, dass du deinem Unbewussten vertrauen kannst mit jeder Faser deines Herzens und dass du jederzeit, wann immer du willst und wann immer du es brauchst, deine Aufmerksamkeit hierher lenken kannst ...von außen ganz nach innen ... und jederzeit eintauchen in diese deine unbeschwerte Welt, in der du tiefe Entspannung erleben und große Kraft finden kannst ...und zu wissen, dass Angst und Schmerz sich auflösen im Nichts, weil dein Unbewusstes weiß, wie du diese deine Symptome auf bessere Art und Weise loswerden kannst... genau... gemeinsam mit deinen Söhnen...

Zurückholen aus der Trance: Ändern der Stimme. Und wenn Sie nun bereit sind, dann bitte ich Sie, ganz in der Ihnen eigenen Zeit zurückzukehren in diesen Raum... genau...ich beginne zu zählen von 3 nach 1 und wenn ich 3 sage, kehrt sich Ihr Bewusstsein von innen nach außen, sie spüren ihren Körper auf der Unterlage...sie spüren die Kraft, die zurückkehrt und ihre Glieder strafft ...und alle Ängste abstreift und zudeckt mit dem Mantel des Vergessens ...und wenn ich 2 sage, ist alles wieder so, wie es war - bis auf jene Suggestionen, die gut und wichtig für Sie sind - und wenn ich 1 sage, werden Sie die Augen öffnen und zurückkehren mit einem Lächeln auf Ihren Lippen in das Hier und Jetzt ...jetzt!!!

ERGEBNIS:

Die Patientin war einen Moment lang in dem lichterfüllten Raum gemeinsam mit ihrem Mann, in dem sie zum ersten Mal ihr Neugeborenes in den Armen hält, das kleine Häufchen Mensch, runzlig, schmierig, mit gestreckten Ärmchen und geballten Fäustchen und sie zeigt auf ihrem Gesicht das Glück einer Mutter, das diese empfindet, wenn sie den ersten Schrei ihres Kindes aufnimmt, den Schrei, der den Eintritt in das Leben verkündet…

VIP Punkt: Als VIP Punkt zeigt sich der Punkt He 7

Aufgabe: Die Patientin wird jeden Abend den Herzmeridian in seinem Verlauf folgen und mehrmals täglich den Punkt He 7 massieren. Ploberger, Dorfer; Hypno-Akupunktur: Dorfer, Gasser, Kaindlstorfer)

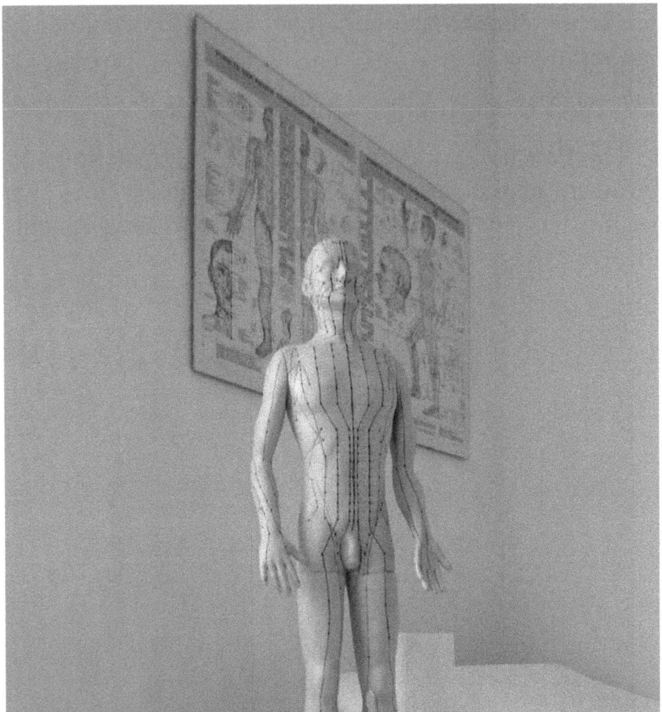
B needle

Fall 22 – Schmerzen und der Wasserfall

ANAMNESE/DIAGNOSTIK:

Es handelt sich hierbei um einen 47-jährigen Patienten, Marathonläufer, seit 2 Jahren rezidivierende Lumbalgien; Psychosozial: geschieden, frisch verliebt; Beruf: sitzende Tätigkeit, Freizeit: viel körperlich Arbeit, Sport; restl. Anamnese: rezidivierende abdominelle Beschwerden;

AKUPUNKTUR/TCM:
Nierenschwäche, MP-Qi-Schwäche, Le-Qi- Stag.
Le 3 Ga 41 Ga 34 Di 4 Le 13 14
Ni 3, Ni 7
Ma 40, Ma 36

HYPNOSE:

Bauchlage, Safe Place, (bevorzugt in der Natur) ... Hitze der Lampe wurde utilisiert als Sonnenstrahlen, die gebündelt werden und über Poren in die Tiefe dringen, dort gestreut werden und so das gesamte Gebiet erwärmt, wegen Le-Beteiligung Spaziergang durch Wald, Holz riechen (arbeitet in Freizeit viel mit Holz), die Kraft des Holzes spüren, inhalieren…

…barfuß gehen, (erden, wegen MP-Beteiligung) ... bei Wasserfall (Niere) vorbeigehen, Plätschern hören, (es mag sein, dass du ein Plätschern hörst, oder mit all deinen Sinnen wahrnehmen kannst, wie die Kraft, deines Wassers oder Qi´s all deine Blockaden, weshalb du bei mir bist, mit Leichtigkeit löst… ganz in deiner Zeit... …Jetzt...sich selber beobachten, wie frei und unbeschwert alle Bewegungen fließen...ganz in Bewegung hineingehen, spüren, wie es sich anfühlt, sich unbeschwert, uneingeschränkt wie ein junger Läufer zu sein.... langsames Herausführen...

Anschließend: kurze Übung um LWS zu lockern.... „alle Muskeln sind stark“

ERGEBNIS:

Blockaden konnten weitgehend gelöst werden, die Lumbalgien waren zurückgegangen.

SCHLUSSFOLGERUNG:

Oft können einfache energetische Interventionen und positiv motivierende Suggestionen ausreichen, lange bestehende Schmerzen zu lösen. Eine Alternative im Bereich Akupunktur/TCM wäre hier die Methode nach Dr. Tan.

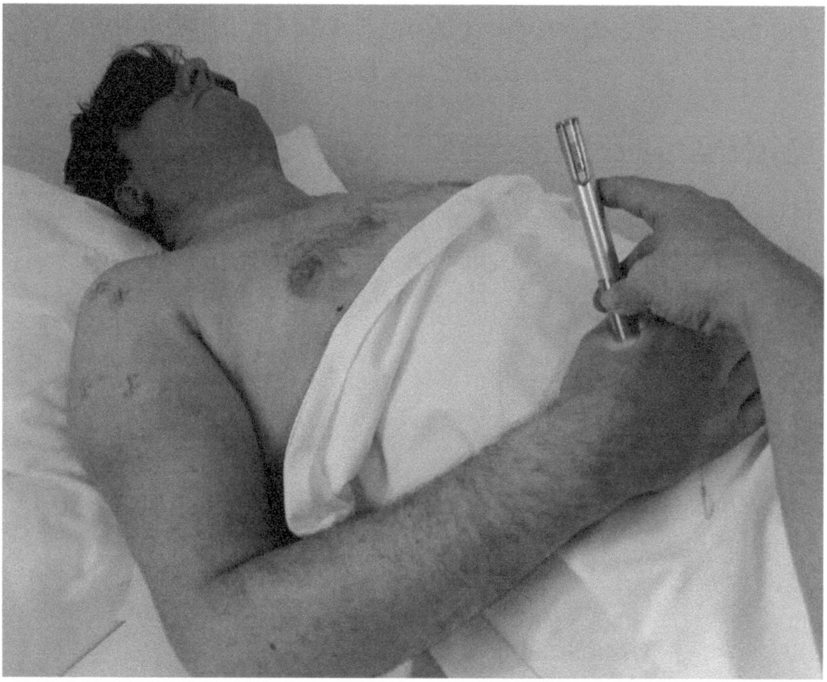

Fall 23 – Schlafstörung und Erschöpfung steigen mit Ballon zum Himmel

ANAMNESE/DIAGNOSTIK:

Es handelt sich hierbei um einen 22-jährigen Patienten mit Schlafstörung, und Erschöpfung; Zudem: Tiefe Trauer nach Tod eines nahen Angehörigen. TCM-Diagnostik: Niere: Im Puls auffällige Schwäche.

AKUPUNKTUR/TCM:

Manuelle Medizin:

- Triggerpunkte - Magen-, Blasenmeridian

Ernährung:

- Warmes Frühstück - nichts Kaltes in der Früh
- Regelmäßiges Essen
- Vermehrt aus der Erde: Kartoffeln, Wurzeln, lange kochen lassen

Akupunktur:

- He 7, Lu 7, Lu 1, 3-Facher-Erwärmer
- Niere stärken -> Basis, Ni 3, Ni 7, LG 20
- Shen men und weitere Ohrpunkte

HYPNOSE:

- Ateminduktion
- Wolken die ziehen
- Schwere loslassen
- Ballon zum Himmel steigen
- Kristallwasser umspült die Körperzellen
- Loslassen

ERGEBNIS:

Die Besserung trat langsam ein. Einige Sitzungen wurden benötigt.

SCHLUSSFOLGERUNG:

Eine häufige Strategie in der TCM ist die Zufuhr von warmer Nahrung, lange gekochtes Wurzelgemüse, rote Beeren aller Art. Interventionen und positiv motivierende Suggestionen reichen oft nicht aus. Oft liegt das Ernährungsproblem weniger in der TCM Bedeutung der Speisen, sondern in einem einfachen Vitamin.- oder Eisenmangel. Auch essentielle Aminosäuren können fehlen. Bei fehlender Resolution der Schwäche muss weiter exploriert werden.

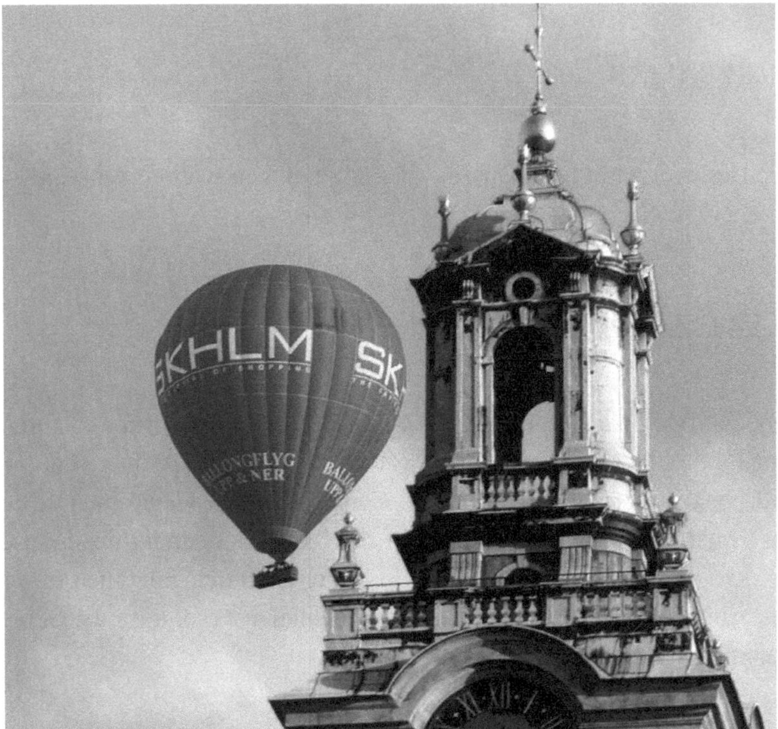
SKHLM

Fall 24 – Selbstwert – Von der Raupe zum prachtvollen Schmetterling

ANAMNESE/DIAGNOSTIK:

Es handelt sich hierbei um eine 45-jährige Patientin mit dem Wunsch einer Änderung ihres Lebensstiles und ihres Selbstwertes

- Stark Übergewichtig
- Berufliche Träume nicht verwirklicht, wünscht sich weitere Ausbildung
- Körpergefühl wieder verbessern, sich wohl fühlen in Ihrer Haut
- Internistische Folgeerkrankungen verbessern bzw. verhindern ist der Wunsch der Patientin

Viele alte Muster, die das belastende, enge Korsett aufrecht erhalten. Psychosoziale Belastungssituation.
TCM-Diagnostik: Milz-Pankreas, Niere - Traurigkeit

AKUPUNKTUR/TCM:

Akupunktur:

- Schlundpunkt, Frustrationspunkt
- BL 62, Bl 23
- Punkt der Begierde 29c am Ohr
- Ni 3, Ma 40, Ma 36, LG 20

HYPNOSE:

- Atem-, Treppeninduktion
- Safe Place
- Wasserfall
- Kristallwasser
- Natur, Wasser & Schwimmen
- Raupe die zum prachtvollen Schmetterling wird
- Tanzen mit Leichtigkeit
- Leicht sein dürfen
- Weniger ist Mehr

ERGEBNIS:

Bereits nach einer Sitzung berichtete die Patientin über ein angenehmes inneres Gefühl, das sie nicht näher beschreiben konnte. Sie hatte plötzlich Mut für unbedeutende Dinge, die sie früher einfach nicht „angegangen sei". Sie berichtet, dass sie Junk-food vermeide und merke, wie sich dies auf ihren Körper positiv auswirke.

SCHLUSSFOLGERUNG:

Die Patientin wünschte eine möglichst kurze Therapie, möglichst wenig Sitzungen. Gerade bei Problemen mit dem Selbstwertgefühl und bei Gewichtsproblemen ist aber eine konstante, längerfristige Begleitung notwendig.

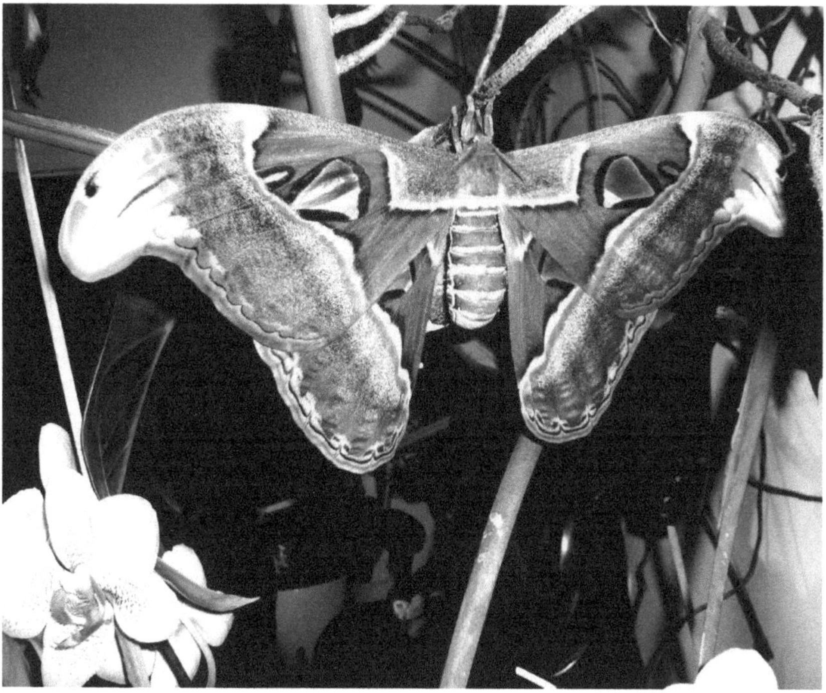

Fall 25 – Bettnässen und die Reise in das Innere der Blase

ANAMNESE/DIAGNOSTIK:

Es handelt sich hierbei um ein 9-jähriges Kind mit einer leider nicht näher bezeichneten inneren Erkrankung (chronisches Atemproblem, Bettnässen); Die Eltern sind anwesend bei der Hypnose, geben eine gute Unterstützung

AKUPUNKTUR/TCM:

Akupunktur:

- Ear-Seeds
- Laserakupunktur: Bl

Manuelle Medizin:

- Triggerpunkte - Blasenmeridian

HYPNOSE:

- Malen von Lieblingstier
- Treppeninduktion
- Phantasiereise auf die Zauberwiese
- Reise entlang der Blasenmeridians (wird vorher aufwändig und spannend erklärt) in das Innere Der Blase
- Reparatur der Blasenuhr (wird ausführlich und kindgerecht erklärt)
- Fleißige Handwerker dort schon beschäftigt
- Dort Stellvertretergeschichten über Drachen, Ritter, Sandburgen, …

ERGEBNIS:

Hier wurde praktisch ausschließlich auf das Bettnässen per se fixiert. Eine Intervention am Blasenmeridian und Stellvertretergeschichten führten zu einem Rückgang der Problematik.

SCHLUSSFOLGERUNG:

Wie in Fall 24 wird hier nicht auf die tieferen Hintergründe der Problematik eingegangen. Dies ist aus Sicht der Hypnoakupunktur zulässig, die Medizinische Hypnose anerkennt die Kraft des Unbewussten, durch idiosynkratische Suchprozesse Lösungsmöglichkeiten für ein Problem zu finden, ohne dass diese vorgegeben oder ausgesprochen werden müssen.

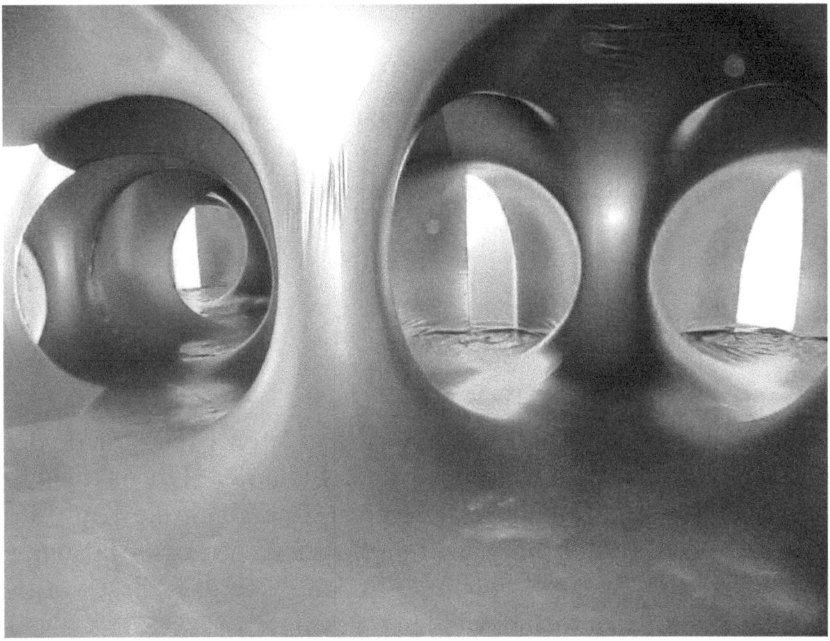

Fall 26 – Übergewicht – Jo-Jo-Effekt – Am Gipfel angelangt

ANAMNESE/DIAGNOSTIK:

Es handelt sich hierbei um eine Patientin, geboren 1949. Gewicht aktuell: 92 kg bei 165 cm Körpergröße; Ziel / Wunsch: ca. 70 kg möchte sie erreichen; als Kind hatte die Patientin Normalgewicht; hat 3 Schwestern - 1 ist auch mollig – hat aber andere Verteilung des Fetts. Ihre Kindheit verbrachte sie in den Bergen (Steiermark), in einfachen Verhältnissen.

Mit ca. 10 J. zog sie zu ihrer Tante – in die Stadt. Die Tante wollte für sie alles Gute tun – sie habe die Patientin „aufgepäppelt". Patientin habe aber darunter gelitten - sie habe Polenta und Weißbrot mit Honig essen müssen, sowie auch viel Milch trinken. Sie habe das alles gehasst. Sie durfte nicht vom Tisch weggehen, bevor sie nicht alles aufgegessen hatte.

Danach wurde sie etwas „pummeliger". Später versuchte sie mehrere Diäten – auch Metabolic Balance Diät. 17 kg habe sie abgenommen. Nach dem Beenden der Diäten kam es stets zu einem „Jojo-Effekt"; sie habe dann gleich zugenommen, sie wog dann mehr als vor der Diät. Einmal drohte ihr sogar Anorexie – sie konnte kein Essen mehr sehen. So dass sie mühsam mit der Diät aufgehört hatte. In den früheren Jahren – Appetithemmer geschluckt, dann hat sie sogar ein Gewicht von 54 kg erreichen können. Sie habe ihre Hoffnung auf eine vernünftige Möglichkeit abzunehmen verloren.

Sport: Früher: Tennis, Ski touren, Rad fahren, Wandern in den Bergen. In den letzten Jahren habe sie begonnen, regelmäßig Fahrrad zu fahren: Fahrradtouren mit E-Bike zusammen mit Ihrem Mann oder auch mit ihrem Freundeskreis.

Schwimmen mag sie eher weniger, sie habe eher Angst vom Schwimmen.

Schlafen: Keine Schlafstörungen
Essen: Normale Mischkost – weniger zum Frühstück (eher kein Frühstück) – Butterbrot mit Honig oder Marmelade

Mittags – Fleisch, Knödel – sie kocht auch für ihren Mann
Abends: Wurst
Zwischendurch: Obst, Gemüse; Kekse und Süßigkeiten
Naschen – hauptsächlich spät abends – Süßes! Schokolade etc.
Medikamente: Statine, Euthyrox, Antihypertensiva

Subjektives Empfinden: Sie fühle sich träge, wenig beweglich, oft lustlos was zu unternehmen,

Wichtiges aus der erweiterten Anamnese: 2012 ist ihr Sohn verstorben (mit 44, Herzinfarkt), sie habe noch eine Tochter, die in ihrem eigenen Haus wohnt. Seit dem Tod ihres Sohnes erlebe sie auch vermehrt "Kummer-Essen" – ins besonders im November und in der Weihnachtszeit.

Ihre Ziele:

Abnehmen – damit es ihr bessergeht; ferner wünscht sie sich eine stabile psychische Ausgeglichenheit.

AKUPUNKTUR/TCM:

Siehe Verlauf

1. Termin 05.01.2015:

Akupunktur-Punkte: Mp2, Mp 5, MP 9, Ma 40, Gb 21, KG 12

HYPNOSE:

Siehe Verlauf

Treppen, schneller Einstieg in die Trance…

…Treppen führen zum Tor - nachdem Öffnen des Tores befindet sich dort eine Landschaft - geht über einen sandigen Weg bei einer Sommerwiese vorbei, der Weg beginnt langsam – später mehr - steil anzusteigen - bis zum Gipfel

…Bild des vollen Rucksacks - beim Steigen kann sie für immer alles, was sie nicht mehr brauchen würde – aus dem Rucksack wegwerfen…

…Am Gipfel ruht sie sich aus – sie hat Zeit nur für sich – sich vor Augen sich selbst vorstellen, was und wieviel sie essen kann (…vielleicht wirst du weiter gut und mit Freude essen – aber anders…).

Anschließend tritt sie den Rückweg an.

Nach der Trance erhielt die Patientin noch eine Dauernadel: LSP, Antidepressions-Punkt in Gold,

2. Termin 19-01-15

Gleiche Punkte; gleiche Trance, 2 kg abgenommen

3. Termin 02-02-2015

Treppeninduktion; Tor zu dem Wundergarten – dieser Landschaft mit Bergen, – Bilder: Berge, Schnee, schmelzende Schneemassen an den Bergspitzen

Punkte: MP 2, MP4, Ma 41 bds, KG12

Ohrakupunktur: LSP, Antidepressions-Punkt,

4. Termin 16-02-2015:

Punkte: MP 2, MP4, Ma 41 bds, KG12; Ohrakupunktur: LSP, Antidepressions-Punkt,

Abgenommen insg. 4 kg

5. Termin 02.03.15:

Körper: Di 4, Di 11 bds, Ma 36; Ma 40 bds, MP 2, Mp4, Mp9 bds, Kg 12 und KS 6

Ohr: Omega HP, Le 14 und Brückenpunkt; LSP, Anti-Autoagressionspunkt, Freudepunkt, Sorge und Angst

HYPNOSE:

Wieder - Treppen zum Gartentor…

Kurz davor bekam Frau L. einen starken Hustenanfall -> Versuch das zu utilisieren:

…Dein Köper hat sich mit vielem auseinandergesetzt – jetzt wird das negative, was dich in deinem Vorhaben bremst – ausgehustet. Das wird dich befreien...

…Ich habe die Patientin nach dem Husten nochmal durch das Tor durchgehen lassen – zu der ihr bekannten Landschaft – mit frischer

Luft - Anschließend berichtete Frau L sehr positiv über ihre Tranceerlebnisse.

...Metapher – wieder Tauwetter an den Bergspitzen – mit dahinschmelzendem Schnee.

KO – in 1 Monat

6. Termin: 30-03-2017

Punkte: MP 2, Mp4; Mp 6 bds., Ma 41 bds., Di 4, Di 11, KG 12; Ks 6.

Trance: Einleitung über Treppen – es funktioniert immer schneller. Diesmal führte ich sie zu einem Kleiderschrank, in dem sie ihre Kleider, die sie gerne trug oder tragen würde, gesehen – und ausprobieren können– die Konfektionsnummer war 40-42 (Die Patientin hatte anfangs eine Kleidergroße von 48-50.

7. Termin 27.04.2017

Gewichtabnahme 7,5 kg, sehr zufrieden. Es waren bereits 9 kg. Aber im Urlaub hat sie wieder 2 kg zugenommen (Urlaub mit Ihrem Mann und Freunden)

8. Termin: 18.05.2017

Stabile 10 Kg abgenommen; fühlt sich deutlich besser, nur selten Verstimmung oder depressive Gedanken.

9. Termin 06.07.15

Le 3, MP 2 MP 9, MA 40, Di4, Lg 20 und Lg 4

DN: Omega HP, Le 14, Brückenpunkt, LSP und Bourdiol rechts in Silber

10. Temin – 04.08.2015

In der letzten 2 Wochen sehr depressiv,

Punkte: Le3, Ni7, Ni4 Kg12, Kg17 und Lg20 und 4;

Ohrakupunktur: Omega Hauptpunkt, Antidepressiver Punkt., Frustrationspunkt; Bourdiolpunkt, (oft versuchte ich auch Punkt Lu)

Kräuteressenzen: Selfhel

HYPNOSE:

…tiefer Wald, dunkel grün, schützend, beruhigend duftend, feuchte grüne Farbe, mit vielen Farbtönen – sie geht langsam zu den Lichtungen in diesem Wald –

…dort spürt sie auf der Haut warme Sonnenstrahlen, die Stirn ist angenehm kühl durch die kühlende Brise…

...es ist heller, es gibt immer mehr Licht – die Lichtungen im Wald wirken einladend, die dunkle Farbtöne konnte sie hinter sich in der weite liegen lassen …

…Versuch sie zu lenken, bzw. zum Fokussieren auf akustische, olfaktorische Wahrnehmungen - zufriedene fleißige summende liebe Bienen, Blätter in der warmen Luft – die ruhige in Bewegung, es geschieht etwas positives… es erwartet etwas positives….

Pause – durch meinen und ihren Urlaub

11. Termin 19.10.2015

Punkte: Di 4, Le 3, Kg 12, Ma 40, Ma 36, Kg 17, Lg20 und 4 herum

Ohr: LSP; antidepressiver Punkt; Omega Hauptpunkt; Frustrationspunkt, Bourdiolpunkt.

Hypnose: Vermehrt nun auf sich denken - Zwiebelschälen,

12. Termin 16.11.2015

Heute etwas Verstimmung, fast depressiv – eher wegen ihrer Haut – (multiple Lentigines solares und Sonnenschäden)

Heute nur Ohrakupunktur: LSP bds, Frustrationspunkt, sie hat 2 kg zugenommen- aus deswegen war sie etwas verstimmt. Depressive Stimmung hat auch mit den Erinnerungen an den Tod ihres Sohnes was zu tun.

13. Termin 11.01.2016

Die Patientin hat über Feiertage nicht zugenommen.

Punkte: Le 3, Ni 6, MP 4, Ni 9,

LH KG 20 + 4 Punkte in der Nähe dazu

Sophronisation – gut gewirkt.

Ohrakupunktur: LSP

Weitere Sitzungen in ca. monatlichen Abständen

Die Punkte sind falls alle gleichgeblieben. Es wird immer mehr Focus auf die psychische Stabilisierung gelegt, da das Abnehmen und die Umstellung der Essengewohnheiten gut funktionieren.

22. Termin: 12.12.2016

– diesmal kann sich meine Patientin auf die Weihnachten freuen, sie meint, sie habe ihr Leben (was in ihrem Leben passierte und gleichzeitig Geschichte und vielleicht auch das, was noch kommen sollte) „...irgendwie tiefer sehen, verstehe, nachvollziehen, und sie fühle sich dabei besser....“

...Die Patientin konnte mir diese Wahrnehmung nicht mehr in Detail beschreiben, aber sie wirkte sehr ausgeglichen.

Hypnose, Punkte (Körper- als auch Ohrakupunktur) relativ gleichgeblieben.

Bis zum September 2017 erfolgten insges. 30Sitzungen, in ca. 4-6wöchigen Intervallen.

Ähnliche Punkte wie vorher.

Erwähnenswert ist die Sitzung am 27.03.2017 - sie kam mit einer akuten Verschlechterung, der bereits bekannten Sinusitis: Akupunkturpunkte:. – Paranasale Di Punkte; Stirn E3 bds,

Hypnosebilder: nach einer Einleitung kam sie in den bereits ihr bekannten Park bzw. Garten, frische Luft mit angenehmen –Düften…

Patientin referiert mir später über ein anhaltendes Effekt - sie brauchte diesmal keine Antibiose.

ERGEBNIS:

Ergebnis nach über 30 Sitzungen mit der Patientin und über einen Zeitraum von fast 2 Jahren:

- Patientin hält ihr Wunschgewicht ziemlich stabil von 69-71 kg (bei 165 cm Körpergröße);
- es ist ihr gelungen, ohne großes Nachdenken und Mühe ihre Essgewohnheiten zu verändern, - nicht nur die eigenen, sondern auch die ihres Mannes – der habe gerne mitgemacht.
- Ihre Trauerberarbeitung nimmt sie auf einer anderen Ebene wahr (ihre eigenen Worte), Sie empfinde ihre Trauer und ihre zeitweise depressiven Stimmungslagen „…irgendwie als etwas

beruhigend Bekanntes; als ein festes Teil ihres Alltages…“, diese Stimmungen und Erlebnisse seien jetzt ein fester Teil von ihr

SCHLUSSFOLGERUNG

In den Trance-Sitzungen habe ich stets den Weg zu dem Unbewussten meiner Patientin gesucht (anzuwenden) - von Anfang der Sitzung bis zum Verabschieden. Alle Punkte am Ohr habe ich immer vorher auf die Aktivität untersucht. Am Körper auch, aber nicht immer. Die Sophronisation kann meine Patientin zu Hause durchführen (und sie tut auch mit Erfolg)

Es fand eine angenehme, selbstragende Atmosphäre bei den Sitzungen statt. Die Sitzungen haben sich fast wie von sich selbst immer aufs Neue entwickelt.

Auch bei mir haben diese Sitzungen stets eine positive Wirkung hinterlassen. Ich spürte immer deutlich, wie ich gelassener werde, meine Konzentration war deutlich erhöht und auch die Behandlungen erfolgen ruhiger, schneller, obwohl es am Montag immer viele neue Patienten und unerwartete Situationen / Diagnosen gibt.

(diese Hypnoakupunktur – Sitzungen mit dieser Patientin finden immer am Montag zwischen ca. 13.30 bis 14.30 statt, gleich danach geht es in meiner Ordination los- bis 19 Uhr manchmal noch länger)

Gehalten habe ich mich an Unterlagen aus der Fortbildung Hypnoakupunktur der ÖGKA, an das Buch Hypnotherapie von Erickson und Rossi, und an das Buch Psychosomatik in der Chinesischen Medizin von Klaus-Dieter Platsch, und später auch an das Buch „Hypnoakupunktur“.

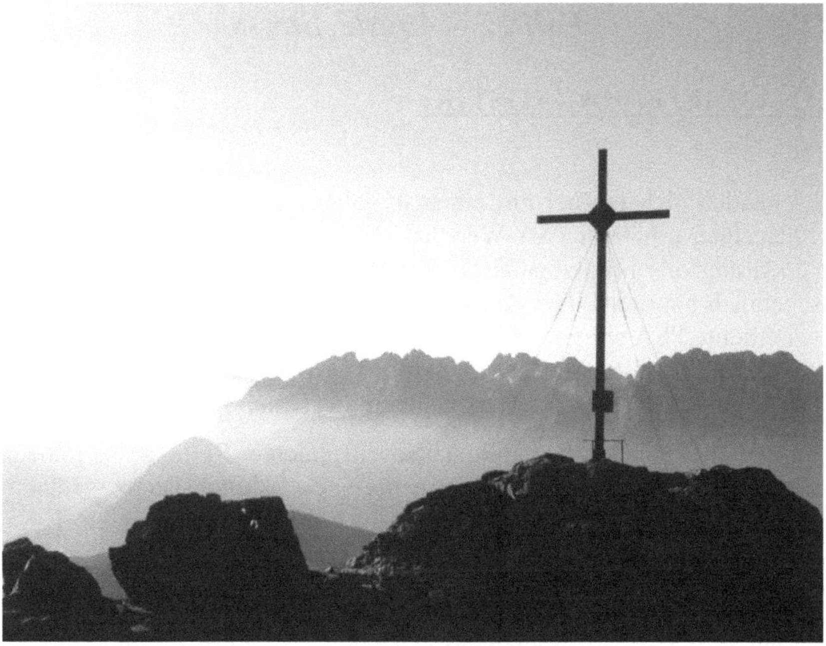

Fall 27 – Ängste, Stress

ANAMNESE/DIAGNOSTIK:

Es handelt sich hierbei um einen 65-jährigen Patienten, welcher seit 2001 einen erhöhten PSA-Wert hat (MRI-Abklärung und urologische Abklärung: als primär gutartige Veränderung, Malignität als unwahrscheinlich beurteilt). Der Patient wird vorstellig, weil ihn dennoch dieses erhöhte PSA stresst. Er hat aus eigenen Angaben alles schon vorher versucht: Phytotherapie, Akupunktur, TCM-Behandlung, Ernährungsumstellungen, Kuren, Reflexzonentherapie, Homöopathie...

Zusätzliche Symptome: Tinnitus beidseits, leichter Reflux, abdominelle Beschwerden (unregelmäßige, wechselnde Stuhlkonsistenz, Blähungen), Ziehende Schmerzen OS beidseits. mit Wadenkrämpfen, Knieschmerzen beidseits.

Psychosozial: verheiratet (guter gegenseitiger Respekt), Lehrer in Ruhestand, 3Kinder, stark quälende Beziehung zu Schwester, diese ist im Pflegeheim und klammert sich sehr an Patienten.

TCM-Diagnostik: Le-Qi-Stagnation, Hitze Ma.-MP

Nahrungsmittelaustestung: Laktoseintoleranz

Störfeldaustestung: ENV: positiv, Kopf: positiv, MOS beidseits: positiv (blockiert), Prostata negativ (!) alle Narben/Zähne: negativ

AKUPUNKTUR/TCM:

Dem Patienten wurde im Gespräch erklärt, dass alles gut abgeklärt und vorsorglich untersucht wurde, er sich keine Sorgen wegen Prostata machen muss. Der Patient beschreibt, dass das Thema aber immer der erste Gedanke beim Aufwachen sei: „Was wird da in meiner Prostata passieren, warum sind diese Werte immer zu hoch..." Der Patient beschreibt sehr viel Angst zu haben und „negative Energie“ in dieses kleine Organ zu projizieren.

- Ernährungsumstellung: regelmäßige Ernährung, 1EL Leinöl/d,
- Regelmäßigen, sanften Ausdauersport empfohlen
- Versuch Verhältnis zur Schwester zu begreifen (Sie schien Pat sehr stark unter Druck und in Schuld zu versetzen)

Nahrungsmittelaustestung: Laktoseintoleranz

Störfeldaustestung: ENV: positiv, Kopf: positiv, MOS bds.: positiv (blockiert), Prostata negativ! alle Narben/Zähne: negativ

Erste Sitzung: genaue Anamnese, Beratung.

Hypnoseaufklärung (da Prostata negativ in der Störfeldanalyse testete und ENV positiv... ...entschied ich mich den Zugang gleich über das unbewusste zu nehmen und nicht zuerst über das Organ)

2. Sitzung

TCM:

- Hitze Ma-Mp: verschwunden,
- Le-Qi-Stagnation weiterhin, laut Mp-Qi-Schwäche
- Ma36, Mp6, Le3 beidseits

3.Sitzung:

Konzentration auf die abdominellen Beschwerden: über Darmreizung per Continuitatum eventuell Ursache für die PSA-Erhöhung? Es erfolgt eine neuerliche, genaue Aufklärung über Ernährung; cholesterinarm und harnstoffarm, laktosefrei für 2 Monate.

Akupunktur: Ma25, 36, Di4 bds.

4.Sitzung:

Patient wollte primär ein Gespräch: erzählt, er hätte begonnen Haus zu entrümpeln, Gedanken an Prostata nicht mehr so präsent, Beziehung zur Schwester unverändert, Tochter leidet an Depression, Patient wollte meine Meinung hören, wie er sich verhalten darf, was er zulassen darf, wann er trotz Erkrankung der Tochter: nein zu ihr sagen darf. (schwierig bis unmöglich, Tochter ist volljährig und damit auch für sich selbst verantwortlich, Gespräch mit behandelter Psychiaterin empfohlen: sie soll ihm sagen, wie er sich verhalten darf/soll).

Weiterhin in der TCM: Le-Qi-Stagnation, alles andere bereits deutlich besser: Le3+Gb34 bds.

5. Sitzung:

Keine Le-Qi-Stagnation mehr, Hitze Ma-MP wieder mehr (Streit mit Nachbarn), sonst sehr ausgeglichenen Puls, deutlich mehr Energie in der Mitte, sportelt wieder, abdominelle Beschweren zeigen eine deutliche Besserung.

Therapie: viscerale Osteopathie, (Verklebungen UB gelöst), occ. Release, HWS: manuelle Therapie wegen Triggerpunkte im Dü-Meridian

HYPNOSE:

- Spiegelbildreise + viscerale Osteopathie, (Verklebungen UB gelöst), genau anschauen
- Basissophronisation, (Spiegelbild ist lebendig herumgesprungen) ...1Pkt suchen, der sich anders anfühlt und von dort Welle der Heilung einleiten...über gesamten Körper ausbreiten lassen....

- objektive Trancezeichen: trockenes Schlucken, Bulbigleiten, Darmgeräusche
- Subjektiv: Enttäuschung, Fassungslosigkeit mit dem Gefühl, es nicht richtig zu machen,
- Leere… „Nichts gesehen, nichts gehört" (obwohl er Spiegelbild fröhlich sah, einen Punkt rechts thorakal orten konnte) ...
- Meine Antwort: "kennst du dieses Gefühl, der Fassungslosigkeit? Erinnert es dich an eine Situation? verbindest du etwas damit?" (ich wollte auf das Gefühl das er in Gegenwart seiner Schwester hat hinaus) ... habe ihm erklärt, Visuelle Reize seien nur eine Art der Wahrnehmung, es gäbe auch die kinästhetischen Reize, die einem eben keine Bilder zeigen, sondern eben genau dieselben Gefühle durchleben lassen, die eine Verbindung herstellen lassen, warum es zu Symptomen kommt...
- Habe Patient noch einmal während des Gespräches in Trance gebracht, dann nochmals die Frage: „kennst du diese Gefühle, hattest du diese schon irgendwann zuvor?“
- ...daraufhin die Patient: "ja, wenn ich bei meiner Schwester bin"...
- "kann es denn sein, dass du dir ein Symptom "geholt hast" um vor deiner Schwester auch einen Grund zu haben, weshalb auch du leidest? (sekundärer Krankheitsgewinn?)
- "ja, denn ich hab alles, mir geht es gut, hab Kinder, eine Frau...und sie ist alleine…"

ERGEBNIS:

6 Wochen später SMS: Patient ist sehr zufrieden, kein Gedankenkreisen über PSA mehr, PSA Werte sind seit langem endlich deutlich rückläufig.

SCHLUSSFOLGERUNG

Gerade in Fällen wie diesen ist die sorgfältige Abklärung des Krankheitsbildes durch den Facharzt und die Bildgebung von essentieller Wichtigkeit. Nicht zuletzt diesen diese auch als Diskussionsgrundlage. Die Problematik eines sekundären Krankheitsgewinnes (siehe Schwester des Patienten) wird ausführlich dokumentiert und in der hypnotischen Kommunikation herangezogen. Ernährungsfaktoren (Lactoseintoleranz) werden in Betracht gezogen. Die Akupunktur/TCM zielt auf die Leber-Qi Stagnation.

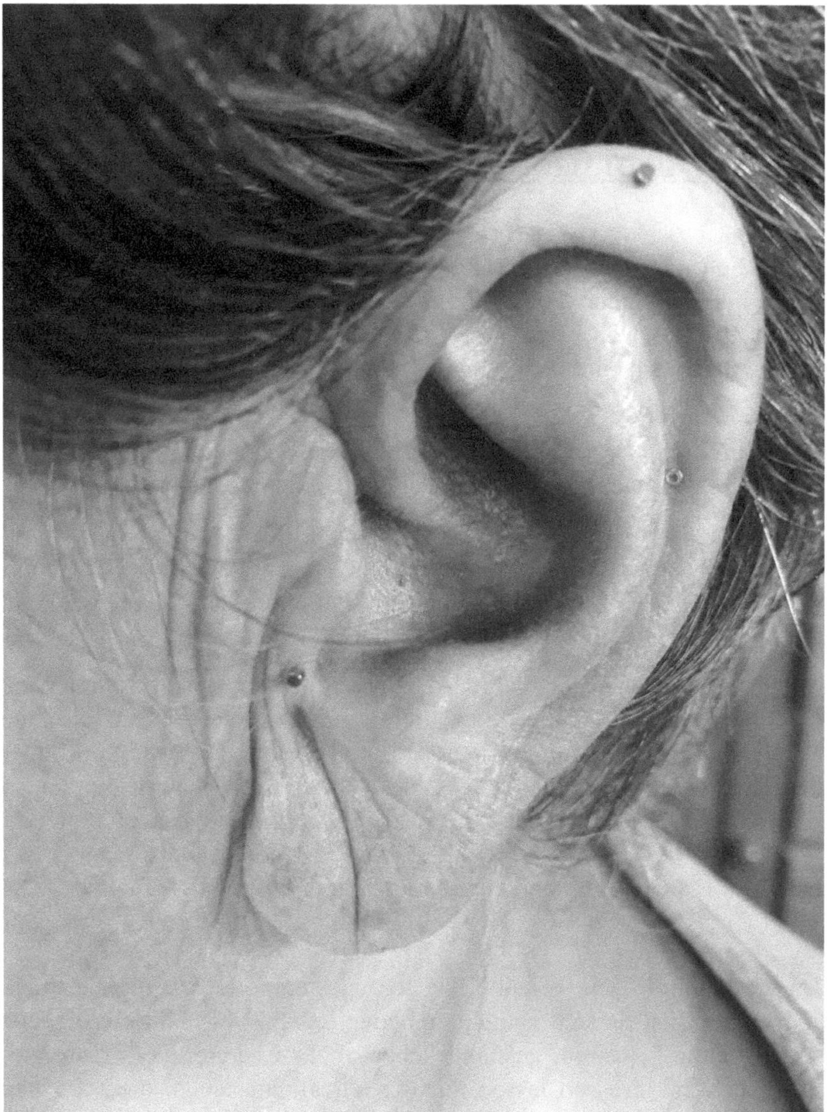

Fall 28 – Lebensstil, Raucherentwöhnung: der Magische See als Spiegel

ANAMNESE/DIAGNOSTIK:

Es handelt sich hierbei um eine 58-jährige Patientin, welche an einer Prä-Adipositas, einer Histaminintoleranz, einer Laktoseintoleranz und einem Zustand nach Hörsturz am rechten Ohr leidet. Zusätzlich gibt sie in der Anamnese einen Nikotinabusus an.

Patientin wirkt verzweifelt, weinerlich, tiefe Schuldgefühle, ständig Schuldgefühle, wenn sie mal nicht arbeitet. (innere Unruhe)

Psychosozial: Ein Sohn, ihre Mutter (93) wurde 5 Jahre von der Patientin gepflegt, ist jetzt im Pflegeheim; der Vater trennte sich bei Geburt der Patientin von deren Mutter und die Patientin kam zu Pflegeeltern, war dort sehr glücklich.

Mit ihrem 4. Lebensjahr wurde die Patientin von dort von ihrer Oma „entrissen", da die Mutter der Patientin sehr eifersüchtig auf die gute Beziehung zur Pflegemutter war. Diese Oma gab der Patientin immer das Gefühl, sie sei „an allem Schuld" (v.a. dass es ihrer Mutter so schlecht ginge). Die Mutter ist sehr aggressiv zu der Patientin, auch ihr Sohn verhält sich ähnlich (will, dass sie reist, lernt, nicht raucht usw., baut also Druck auf und erzeugt damit Gegendruck)

Da die Patientin sehr orientierungslos wirkte, stellte ich ihr die Frage „was wünschen sie sich von einem neuen Leben?" Sie schrieb folgende Antworten auf: Reisen, gesünder leben, mehr Energie, nicht mehr von meinem Sohn stressen lassen, nicht mehr alleine leben, mehr Lachen mit Freunden, selbstbewusster werden, nicht mehr rauchen (interessant dabei: ursprünglich kam Patientin mit dem Wunsch abzunehmen, dieser war dann aber nicht auf der Liste).

TCM-Diagnostik: deutliche Le-Qi-Stagnation, Mp-Qi-Schwäche, Nierenschwäche

AKUPUNKTUR/TCM:

1.Sitzung
TCM: Bearbeitung der Le-Qi-Stagnation, Mp-Qi-Schwäche, Nierenschwäche

Akupunktur: Mp6, Le3, Di4 bds

HYPNOSE:

Refraiming: Ihren Sohn (31a) in ein anderes Licht rücken, will ja dass es Patientin gut geht, dass sie was auf ihrer neugewonnen Zeit macht: reisen, Sprachen lernen, was für sich selbst tut und gesund bleibt

Erkenntnis erarbeitet: Schuldgefühle wurden ihr in die Wiege gelegt, erkennen, dass es auch ohne geht, -> Jetzt ist sie erwachsen und darf selbst die Verantwortung über ihr „Tun und Nicht-tun" übernehmen, Grenzen aufzeigen

WEITERE SITZUNGEN

2. Sitzung:

Die Patientin buchte spontan eine Reise für vier Tage alleine, wollte mehr essen, mehr rauchen, und zwar ohne Schuldgefühle.

TCM:

Le-Qi-Stag weiterhin, Mp-Qi Schwäche

Mp 10, Ma36bds

3. Sitzung:

Planerstellung: Gewichtsabnahme 31.10.2017 auf 74 kg, danach bis 28.2.18 auf 69 kg (zum Zeitpunkt der dritten Sitzung 77,7 kg)

Hypnoakupunktur:

Mp6, Gb34: Augenfixation, safe place, Stellvertretergeschichte von Gerald Hüther (bekannter deutscher Neurobiologe) …zurück in den Uterus… wir alle waren gleich… es gibt von Anfang an 2 treibende Kräfte, die uns reifen lassen: Geborgenheit und Neugierde... Ewas neues Probieren und wieder zurück in Sicherheit um auszurasten und Wiederverarbeiten vom Neuen…

…So wie Tag (Entdeckung, Erleben) und Nacht (dort Regeneration, Reparatur, Heilung) ...Also jeden Tag spiegelt sich dieser Zyklus in uns selbst wieder, und wir dürfen jetzt selbst die Verantwortung über die Befriedigung unsere Neugierde uns unserer Erholung übernehmen und sind von niemanden mehr abhängig...

Dort hatte Patientin dann starke Schwierigkeiten und unglaublich viel Schleim zu schlucken, starker Speichelfluss, Gefühl, als würde sie Erbrechen müssen-... anschließend freies Durchatmen... -> Sie war bewegungsunfähig während der Trance.

Das Schlucken wurde utilisiert: manchmal kleben die alten Verhaltensmuster wie zäher Schleim an einem, die man mühsam aber sukzessive loslassen darf um sich anschließend an dem frischen, jungen, Gewebe, welches frei durchatmen kann (Rauchen) zu erfreuen.

4. Sitzung:

Die Patientin gibt an, nur mehr ganz wenig geraucht zu haben, fühlt sich sehr gut, seit ca. 30h gar keine Zigarette mehr, nach der letzten Zigarette hatte sie eine deutliche Übelkeit verspürt, isst genussvoller, einen Tag nach Hypnose: 9h morgens spontan Englischkurs begonnen, isst Dinge, die sie sonst nicht isst (Wienerwurstsemmel... „wie früher die Handwerker"... Patientin malt gerne Wände aus, derzeit malt sie die Wohnung der Mutter aus)

Berichtet über viele Träume und Gedanken über alte Zeiten: alles was negativ in Erinnerung war, ist jetzt irgendwie positiv, trifft auch "zufällig" viele Menschen der Vergangenheit mit denen sie gut reden kann... (Versöhnung mit Vergangenheit?).

Zudem grenzt sich die Patientin gegenüber ihrem Sohn besser ab. Traut sich "Nein" zu sagen und die Schuldgefühle ihrer Mutter gegenüber wurden viel weniger.

TCM-Diagnostik:

Le-Qi-Stagnation war verschwunden!

HYPNOSE:

Safe Place, dort das Unbewusste gefragt, ob es mit dem Ziel, 74kg bis 31.10.2017 einverstanden sei: "Nein" ... 75kg ... und rauchfrei? "Ja"

Aus der Trance: Geschmack-u Geruchssinn sind wie ein Tier welches im Käfig gehalten wurde und mit einer Decke zugedeckt war... sobald Decke weg... erwachen, wie junge Pflanze unter Schneedecke...Käfig öffnen... beginnt wieder zu leben, langsam tastet es sich heraus um dann vielleicht, ganz in deiner Zeit fröhlich durch die Gegend zu hüpfen und das Leben mit vollen Zügen zu genießen (vollen Zügen--Rauchfrei) ...lade dich auf eine Reise ein... zu einem magischen See in einem eigentümlichen Wald, wo sich das eine, aber auch das andere verändern kann... der See ist ein Spiegel ... zeigt aber nicht dich, sondern ein Bild von dir, genauso wie du sein willst und sein wirst... stell dich in Gedanken 3 Schritte neben diesen Spiegel...fühle, wie diese Frau auf dich wirkt, wie fühlst du dich neben ihr?...dann ganz in dieses Spiegelbild hinein, darfst dich jetzt genauso fühlen... ,mit jeder Faser deines Körpers...(Patientin wurde irgendwie nervös)

"Veränderungen sind aufregend, ungewohnt... kannst dich trotzdem entspannen in deiner neuen Rolle.

Anker: und bei jedem weiteren Pinselstrich (malt noch lange an der Wohnung) ... darfst du dieses neue "ich" noch intensiver erleben und zu deinem werden lassen... -> daraufhin nochmal tief in Trace, am *Safe Place* und zurück in das hier und jetzt...

<u>ERGEBNIS:</u>

Patientin beschrieb, dass sie kurzzeitig Angst verspürte...erklärte ihr, dass ihr neues ich vermutlich sportlich war und es sich deshalb so angefühlt hat, da sie ja in absoluter Entspannung war und das dynamische dann einen relativen Herzfrequenz-Anstieg bewirkte. ... war sehr zufrieden und glücklich! Über den Zeitraum der Therapie kam es sukzessive zu einer deutlichen Veränderung der Patienten auf allen Ebenen. So grenzt sich die Patientin gegenüber ihrem Sohn besser ab. Traut sich "Nein" zu sagen und die Schuldgefühle ihrer Mutter gegenüber wurden viel weniger.

In der vierten Sitzung gibt die Patientin spontan an, nur mehr ganz wenig geraucht zu haben, fühlt sich sehr gut, hätte seit ca. 30h gar keine Zigarette mehr geraucht, nach der letzten Zigarette hatte sie eine deutliche Übelkeit verspürt, isst genussvoller, einen Tag nach der dritten Hypnose hat sie spontan Englischkurs begonnen, ihr Selbstvertrauen ist gestärkt. Am Ende der Therapie gibt die Patientin an, dass sie nun auch nicht mehr raucht.

SCHLUSSFOLGERUNG

Die Therapie greift in mehreren Ebenen an: während sich die Hypnose verschiedener Bewusstseinsebenen und Themen annimmt, wird nach und nach die Qi Stagnation beseitigt und der Energiefluss optimiert. Bemerkenswert ist die schwierige Kombination mit einerseits Reduktion des Körpergewichtes, andererseits zur selben Zeit Reduktion des Nikotinkonsums. Die Nadelung von Mp6 und später Mp10 und Ma36 können hier diesem Kontext hervorgehoben werden. Wesentlich für eine *erfolgreiche* Therapie von so stark verkrusteten Verhaltensmustern und Energiestagnation wie z.B. Le Qi ist die lange Dauer und sich ändernde angepasste Strategie im Laufe der Sitzungen.

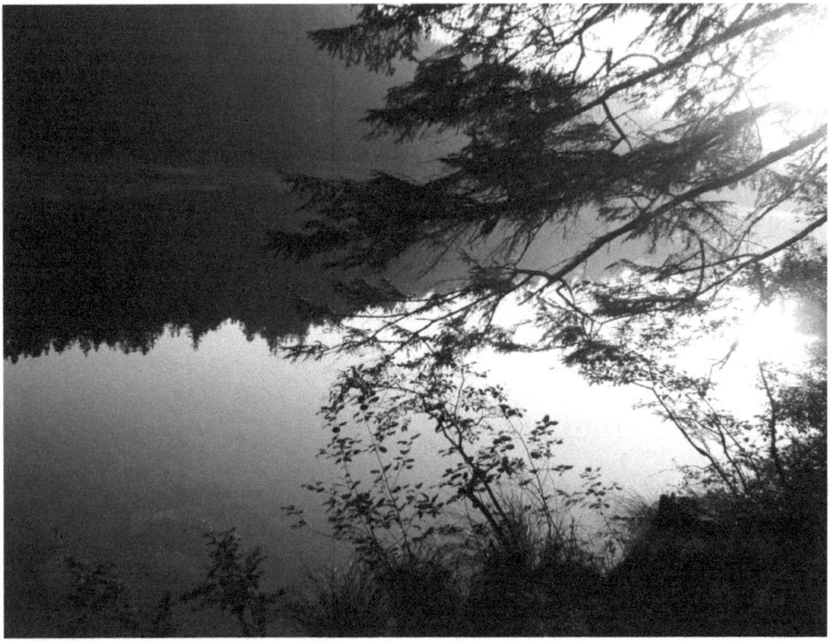

Fall 29 – Schmerzen und der außergewöhnliche Baum

ANAMNESE/DIAGNOSTIK:
(siehe Sitzungsverlauf)

Es handelt sich hierbei um eine 20-jährige Patientin mit den Diagnosen einer Hüftdysplasie, Coxalgie seit 2a (lat. Schmerz) Gonalgie bds. Im Röntgen wurde eine Hüftdysplasie festgestellt und der Patientin gesagt, bei Nichtbesserung: OP indiziert!!! (wie bedeutend sind die Worte eines Arztes!) Die Patientin lebt alleine, hat eine für sie passende Familiensituation, keine Kinder, ist Studentin, wirkt vom Typ her sehr unsicher, perfektionistisch

Untersuchung: LWS: unauffällig, ISG-Blockade rechts, Hüfte beidseits: Unauffällig (bis auf Patrick rechts positiv), Gang/ Stand; unauffällig, Knie beidseits unauffällig, außer das Tibiofibulargelenk rechts blockiert

TCM-Diagnostik: deutliche Ni-Yang Symptomatik (beobachte ich häufig bei mangelndem Selbstbewusstsein), Le-Qi-Stag, Hitze Ma, Mp

AKUPUNKTUR/TCM:

1. Sitzung

Akupunktur/TCM: Therapie von Ni-Yang Symptomatik, Le-Qi-Stag, Hitze Ma, Mp, Le3 + Gb34 bds.

Manuelle Therapie: Lösung aller Blockaden und der Patientin Entwarnung gegeben: bei unauffälliger Hüftuntersuchung und fehlendem Leistenschmerz sicher keine OP-Indikation. Die Schmerzen sind eindeutig durch die Bursitis Trochanterica erklärbar (nach Lösung vom TCS, typische Muskeltests positiv). Vorerst: Sportverbot, Fascienroller empfohlen.

2.Sitzung
In der Hüfte keine Schmerzen mehr, nur noch einmal Schmerzen rechtes Knie
Untersuchung: AK: kein TCS mehr, praktisch alle Muskeln der unteren Extremität stark/ normoton, alle gelösten Blockaden sind korrigiert geblieben.

Akupunktur/TCM: Hitze Ma, Mp weiterhin, Ni-Yang deutlich besser; Ma44, Dü3 (da ich den M.rectus femoris schwach testete. … der M. rectus femoris gehört zum Dünndarm), Mp6bds

3.Sitzung
Einmalig lateraler Hüftschmerz in Ruhe.

Hypnoakupunktur: Ni3+N7 (Ni-Yang)

HYPNOSE:

Safe place, innerer Arzt: Nervus vagus, der alles reparieren kann,

Stellvertretergeschichte: Fersensporn... bildet sich durch Dysbalacen aus…
…bildliche Beschreibung: Muskel ziehen permanent zu stark... …permanente Reizung... …Körper entscheidet, damit es nicht zum Abriss der Sehne kommt, Knochen einzubauen = Fersen-

sporn, dasselbe passiert in der Hüfte, bei Dysbalancen, alles was Körper einbauen kann, kann er auch abbauen, (Osteoporose kann auch durch 1-2mal/Woche Krafttraining deutlich reduziert werden...

Körper macht was er braucht und baut ab, was er nicht braucht... ganz in deiner Zeit, jetzt, entscheidest du, es ist genug.... Frage: „warum schmerzt Hüfte?" „Weil ein Arzt gesagt hat, Hüfte wird Problem machen"... „bist du, liebes Unbewusstes, einverstanden, dass es ab jetzt erledigt ist?"

... „Ja" ... tiefe Trance... ganz offene Formulierung über Energiefluss und Farben im gesamten Körper, einkleiden und ummanteln der Hüften u Knie.

4.Sitzung
Zweitmeinung: mit bildgebendem Verfahren wurde die erwartete Diagnose bestätigt (Bursitis trochanterica), es besteht Hüftdysplasie aber ohne operativ-therapeutische Konsequenz.
Procedere: wie durchgeführt

Patientin aufgeklärt: Die Bedeutung des Gesagten ergibt sich im Kopf des Empfängers... Selbstbewusstsein stärken!

Hypnoakupunktur: Ni3 beidseits

HYPNOSE:

Safe Place, zuerst Selbstheilung anleiten...in die Hüften hineingehen, mal umsehen, was man entdecken kann, vielleicht siehst du ja den Knochenvorsprung am Trochanter (zuvor im ärztliche Gespräch genau aufgezeigt, wie das im Inneren aussieht) ...viel offen formuliert, Selbstbewusstsein stärken über: Spiegelbild des neuen Ichs und Reise: barfuß im Wald…

…Füße stehen fest am Boden zwischen den Wurzeln eines gewaltigen, gesunden, kräftigen Baumes, der sich tausendfach verästelt über dessen Wurzeln… …eines Wurzelgeflechts …Wasser und Nährstoffe nach oben schießen, bis zur Baumkrone, bis ins letzte Geäst ... Kraft und Heilung, ein außergewöhnlicher Baum

ERGEBNIS:

Bereits nach der ersten Sitzung hatte die Patientin in der Hüfte keine Schmerzen mehr, nur noch einmal Schmerzen im rechten Knie. Nach der zweiten Sitzung waren Hitze Ma, Mp weiterhin bestehend, Ni-Yang aber deutlich besser. Nach drei Sitzungen waren sowohl Coxalgie als auch Gonalgie verschwunden.

SCHLUSSFOLGERUNG:

Es konnte eine Resolution der Ni-Yang Symptomatik durch Nadel und von Ni3+N7 erreicht werden. Eine Diagnosesicherstellung mittels bildgebenden Verfahrens erfolgte, da durch den Orthopädischen Befund keine Gradeinteilung der Hüftdysplasie vorliegend war. Es erfolgte eine Überweisung zu einem anderen Orthopäden um eine fachärztliche Zweitmeinung einzuholen. In der begleitenden Hypnose wird auf ein schwerwiegendes Seeding eingegangen und versucht, dieses durch Wertschätzung des Unbewussten in dessen Rolle aufzulösen (Frage: „warum schmerzt Hüfte?" „Weil ein Arzt gesagt hat, Hüfte wird Problem machen"... „bist du, liebes Unbewusstes, einverstanden, dass es ab jetzt erledigt ist?").

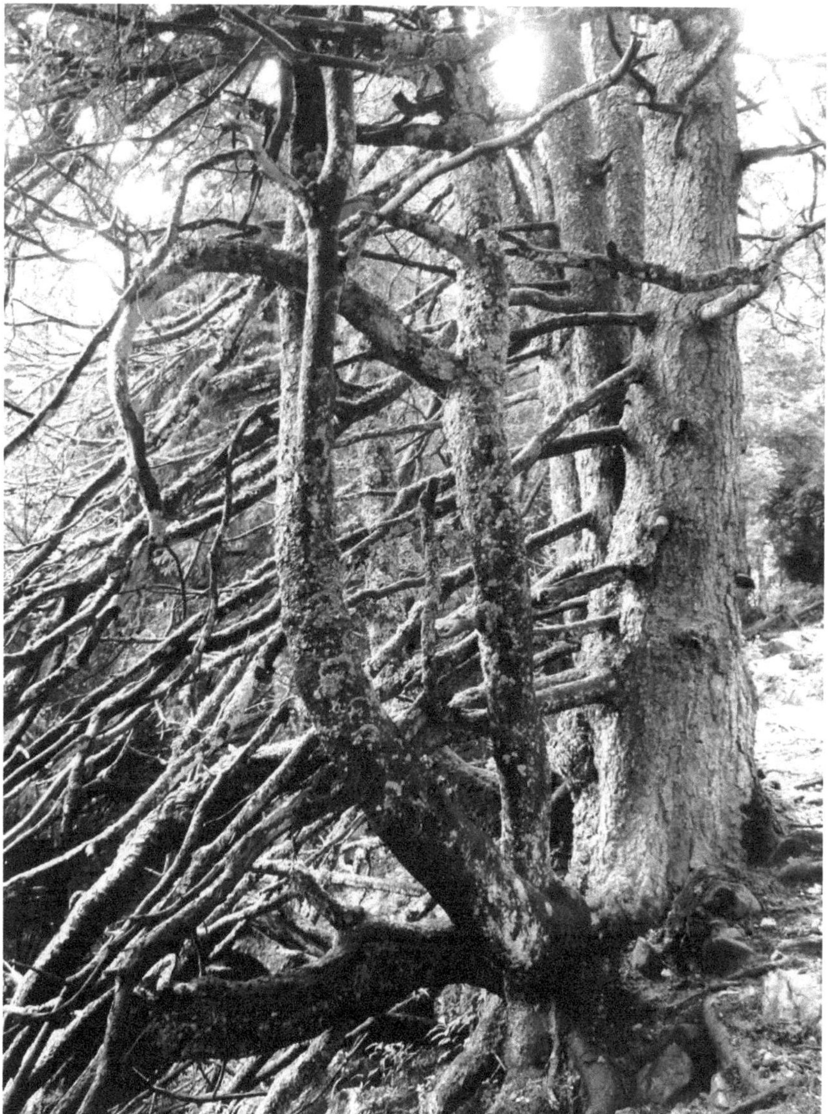

Fall 30 – Anästhesiebegleitung in Hypnose

ANAMNESE/DIAGNOSTIK:

Es handelt sich hierbei um eine 48-jährige Patientin, welche an einer Ruptur der Rotatorenmanschette, an einer Hypothyreose und an einer Depression leidet. Ziel ist die hypnotische Begleitung einer OP: Schulterarthroskopie links, Refixation SSC.

Die Patientin wird in einem präoperativen Gespräch kurz aufgeklärt, was eine *Plexusanästhesie* (intrascalenäre Blockade) bedeutet und dass dazu ein Lokalanästhetikum zum Nerven geführt wird.

Die *Hypnose* wird der Patientin als ein Zustand erklärt, über den sie natürlicherweise verfügt und in dem sie ihre inneren Ressourcen aktivieren kann. Es wird keine *Übungs-Trance* durchgeführt.

AKUPUNKTUR/TCM:

Am ersten postoperativen Tag wurde zu Schmerztherapie Akupunktur durchgeführt. Sie konnte noch am selben Tag entlassen werden - ohne zusätzliche Schmerztherapie.

Akupunktur: Di4, Di10, Ma 36

Lu 9, 3E5, Gb 41,Dü 3 Bl 62

Ohr: Dauernadel

HYPNOSE:

Trance: Die Patientin wählte eine Wanderung mit ihren Freundinnen durch den Wald. Die Induktion der Hypnose dauerte ungefähr 10 Minuten, in denen die Patientin die Augen schließen, ihre Muskeln entspannen und sich dann auf die Farben hinter den geschlossenen Augenlidern konzentrieren sollte. Dann nahm sie im Geiste ihr Rucksack, traf ihre Freundinnen und es ging los. Die Tour führte sie durch den Wald – an Bächen entlang – manchmal wird es stürmisch, z.B. als der Plexus gesetzt wurde... Dabei wurde relativ viel und schnell gesprochen, kühle Gel als Wind beschrieben...

...Während die Operationsschwester die Operationsstelle mit einer Desinfektionslösung abwusch, machte die Patientin Halt an einem Bach, wo sie die Natur bewundert, Steine ins Wasser wirft. Wenn die Operationslampe zufällig stärkeres Licht auf ihre geschlossenen Augenlider brachte, wurde es als Sonnenstrahlen beschrieben. So wurde die Operation ohne die geringste Störung durchgeführt.

ERGEBNIS:

Der Eingriff konnte komplikationslos ohne zusätzliche Analgosedierung durchgeführt werden.

SCHLUSSFOLGERUNG:

Bei einem so invasiven Fall und der Anwendung von Hypoakupunktur besteht eine erweiterte Aufklärungsnotwendigkeit. Der Patientin wird daher zusätzlich zur normalen Aufklärung, erläutert, dass falls der Bedarf besteht, die während der Operation verabreichten Medikamente (eventuell Analgosedierung) unter Hypnose deutlich besser wirken. Es wird vorher erklärt, dass sie während der Operation jederzeit ein Zeichen geben kann - ein Händedruck - wenn sie irgendwas stört und sofort eine Sedierung möglich ist.

Am Tag der Operation muss die Patientin nüchtern bleiben, für den Fall, dass eine Narkose notwendig wird. Sie erhält zur Anxiolyse ein Benzodiazepin (3,75 mg Dormicum). Im OP wird ein Standard-Monitoring angelegt.

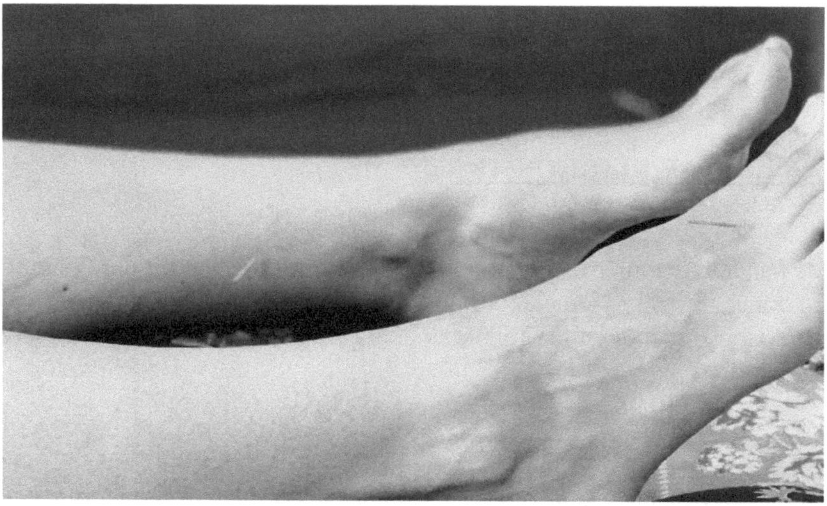

Fall 31 – Schmerzen, Bruxismus

ANAMNESE/DIAGNOSTIK:

Es handelt sich hierbei um einen 46-jährigen Patienten mit der Diagnose einer Epicondylopathie rechts, Schulterschmerz rechts, massiver Bruxismus (schon drei Zahnärzte konsultiert, mit starkem Schmerz verbunden)

TCM:

Le-Qi-Schwäche + Stagnation, Mp-Schwäche

AKUPUNKTUR/TCM:

(Siehe Sitzungen)

1.Sitzung

TCM-Therapie: Ernährungsberatung, Untersuchung und manuelle Behandlung der Schulter re, Störfelddiagnostik: ENV und BISS haben gestört

Akupunktur: Ma36, Mp6, Ni7bds

Augenfixationstechnik, *Safe Place*, 1Punkt- Technik: über Punkt an der Nasenwurzel (Anker) breitet sich Entspannung über gesamten Körper aus... ...inneres Auge erklärt...

HYPNOSE:

…Blick nach innen richten, Stress vergleichen mit Glas Wasser: Täglich ein paar Tropfen mehr, wenn es nicht regelmäßig ausgeleert wird, geht es irgendwann über… …Und so suche in deinem Inneren nach eine Idee, wie du das Glas ausleeren kannst: z.B. Sport (fährt Mountainbike), scheinbare Anstrengung führt zum Stressabbau, und so ist es oft, dass scheinbare Anstrengung in Wahrheit zur Entspannung führt, genau…

2. Sitzung

Der Anker funktioniert, Bruxismus deutlich besser, Schmerzen deutlich weniger (Schulter praktisch beschwerdefrei), Schlaf besser (Anker gedrückt beim Einschlafen)
TCM-Diagnostik: Le-Qi-Stagnation besser, leichte Hitze Ma, Mp

Akupunktur: Gb34bds.

Hypnose: Induktion über Blickfixation und Anker: Spiegelbildreise... …gleichzeitig man. Therapie: occipital und Kaumuskulatur, innere Verbindung zu Gb34 schaffen, damit restliche Verspannung auflösen.: massive Myoklonien in der Kaumuskulatur sichtbar... utilisiert... Muskelzuckung führt zu immer noch tieferer Entspannung...

Hypno-Reise: Kristallklares Wasser bahnt sich Wege durch deinen Körper und verbindet innen mit außen, oben mit unten (Meridiane)... …deutlich weicher in der Muskulatur, massiv entspannter als er zurückkehrte.

ERGEBNIS:

Schon in der zweiten Sitzung zeigt sich, dass der Anker funktioniert, der Bruxismus ist deutlich besser, Schmerzen haben abgenommen (Schulter praktisch beschwerdefrei) und der Schlaf hat sich gebessert, der Patient hat seinen Anker beim Einschlafen gedrückt. Auch in der TCM-Diagnostik zeigt sich bereits in der zweiten Sitzung eine Besserung, Le-Qi-Stagnation besser, leichte Hitze Ma, Mp.

SCHLUSSFOLGERUNG:

Bei diesem Patienten kommt eine Ankertechnik erfolgreich zum Einsatz, welche es dem Patienten ermöglicht, durch den Anker die inneren Signaturen aufzurufen.

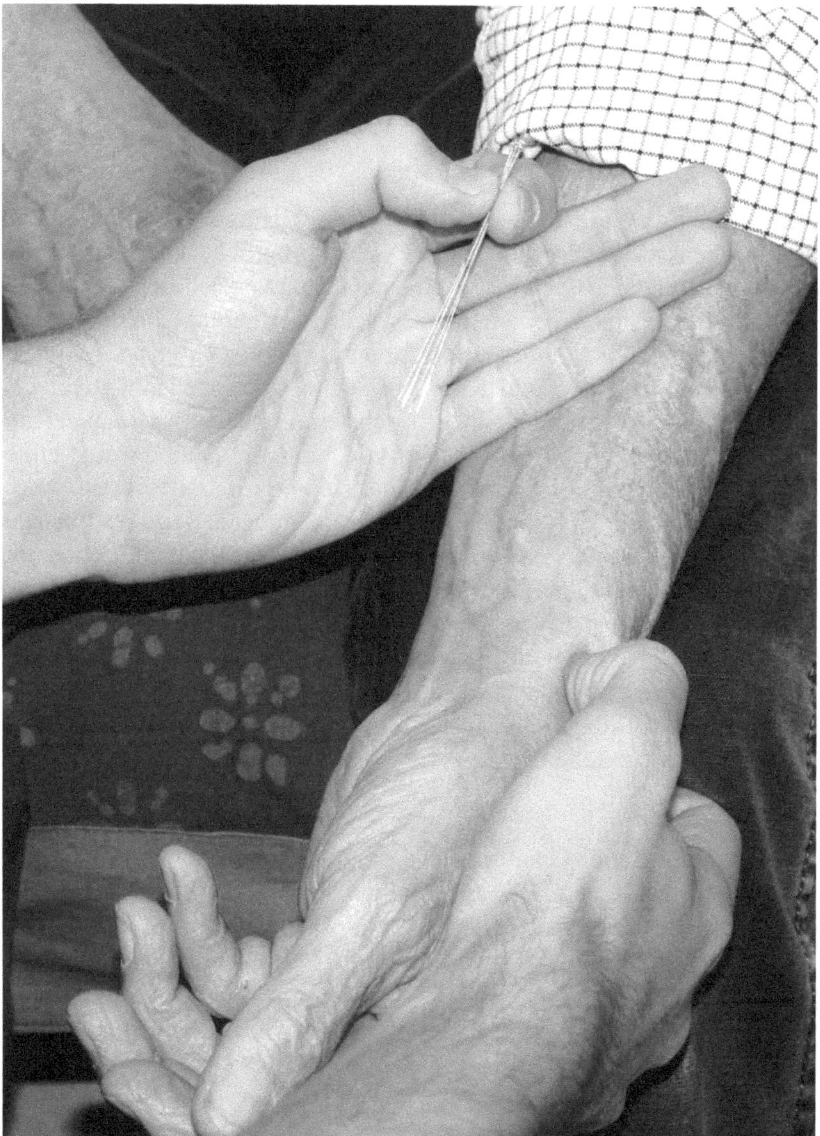

Fall 32 – Gewichtsreduktion

ANAMNESE/DIAGNOSTIK:

Eine 68 Jahre alte, alleinstehende übergewichtige Patientin möchte ihren Lebensstil ändern um eine bessere körperliche Fitness zu erreichen. Aufgrund der vielen frustrierenden Diätversuche ist bei ihr ein gewisser Fatalismus zu erkennen, das Selbstwertgefühl ist reduziert, die kulturgeschichtlich interessierte Patientin liebt Gartenausstellungen ebenso wie Museums- und Konzertbesuche. Die Wiener Kaffeehauskultur spricht sie besonders an, am liebsten reist sie mit Gleichgesinnten in kleinen Gruppen nach einem von ihr individuell zusammengestellten Programm. In letzter Zeit leidet sie unter massiv eingeschränkter Beweglichkeit, Dyspnoe, Gonarthrose, degenerierte Wirbelsäulenerkrankung weswegen sie eine drastische Gewichtsreduktion anstrebt. Schon einmal, als Jugendliche, hatte sie erlebt dass eine Lebensumstellung einen positiven Aspekt auf die gesamte Befindlichkeit ausüben kann. Sie ist gewillt, diesmal ihre eigenen Bedürfnisse in den Vordergrund zu stellen, sich nicht den Wünschen ihrer Umgebung auszuliefern, sie soll die alten Muster durchbrechen und möchte ihre Essgewohnheiten umstellen.

Zielvorstellung: viel Gemüse, Obst, wenig Fleisch, mehr Fisch, viel Wasser und Fruchtsäfte. Sie möchte gleichzeitig aber nicht auf die gesellschaftlichen Ereignisse verzichten, möchte gerne wieder mehr schwimmen gehen (See, Freibad) und ihr Muskelaufbautraining intensivieren.

AKUPUNKTUR/TCM:

Die für sie wichtigen Akkupunkturpunkte wurden gezielt aufgesucht, auch in Hinblick auf die körperlichen Beschwerden, Hypothalamus, Schlund P, Darwin B, Nullpunkt, Retro .... BL 62 ZC1+ZC2.

HYPNOSE:

Im Zuge der Hypnose wurde eine Punktfixation mit Treppeninduktion verbunden und ein *Safe Place* (Konzerthalle) konstruiert. Erweitert wurde die Trance durch eine Zeitreise mit einem Stadtspaziergang in die Zukunft unter Berücksichtigung des persönlichen Erlebens mit offenen Angeboten. Dabei wurde auch immer wieder die bessere körperliche Befindlichkeit eingebaut mit der Entscheidung des Unbewussten für den richtigen Zeitpunkt.

Trance-Arbeit. Vor dem Einschlafen sollte die Patientin immer wieder den Safe Place und ihre verbesserte Beweglichkeit imaginieren.

ERGEBNIS:

2 Monate nach dem Erstkontakt entschied sich die Patientin mit Hilfe eines orthopädischen Facharztes, ein generelles Bewegungsprogramm aufzubauen (täglich 1 – 1,5 Stunden). Zusätzlich stellte sie Mitte Dezember ihre Ernährung um (Achtung: das war vor Weihnachten). Damit erzielte sie innerhalb von 2,5 Monaten eine Gewichtsreduktion von 11 kg und ein deutlich verbessertes Körpergefühl.

SCHLUSSFOLGERUNG:

Sie hatte gelernt, NEIN zu sagen, wenn für sie etwas nicht zuträglich ist, und sie nimmt trotzdem am öffentlichen Leben teil. Sie ernährt sich nun sehr bewusst und bleibt dabei ohne Leidensdruck. Sie wird von ihren Freundinnen ob ihrer Leistung und Konsequenz sehr bewundert, was sie ebenfalls positiv motivierend erlebt, sie genießt diese Wertschätzung.

Drei Monate später erlitt sie bei einem Sturz in der Nacht ohne Licht in einer fremden Wohnung einen Wirbelbruch. Dank intensiver Physiotherapie und einem speziellen Bewegungsprogramm und weiterer Hypnoakkupunktur-Begleitung, gemeinsam mit ihrem Orthopäden, konnte ihre Beweglichkeit sogar weiter verbessert werden und eine weitere Gewichtsreduktion sowie ein gutes Allgemeinbefinden resultierten.

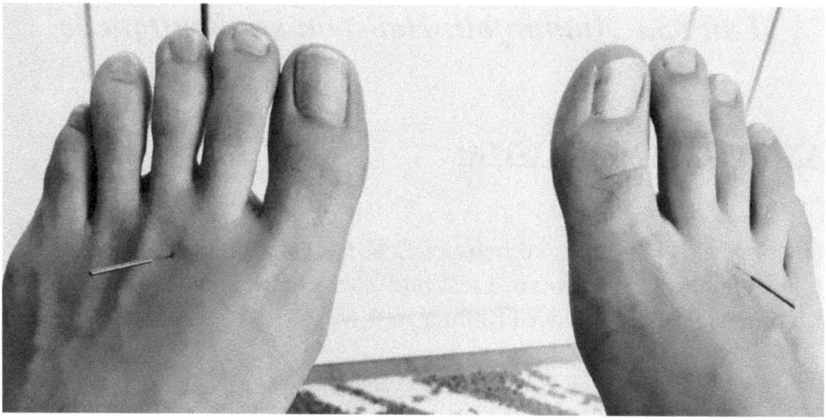

Fall 33 – Autounfall: Heilstein mit Kraftquelle

ANAMNESE/DIAGNOSTIK:

60 Jahre alte Patientin, verheiratet, 2 Kinder, berufstätig. Mütterlicher, fürsorglicher Menschentyp. Liest und kocht gerne, macht Gartenarbeit. Lieblingsjahreszeit ist der Frühling.

Erweiterte Anamnese: in den letzten Monaten vor dem Unfall war die Patientin auffallend müde, zum Unfall ohne Fremdbeteiligung kam es um Mitternacht. Der Unfallhergang war nicht erinnerlich.

Schädel-Hirn-Trauma mit kurzfristiger Bewusstlosigkeit, Lungenquetschung, Frakturen am Brustbein, Lendenwirbelkörper, Fersenbein rechts

AKUPUNKTUR/TCM:

TCM: Organ Leber/Niere, Meridian unterer Umlauf; Nahrung: Kohlehydrate, Gemüse, Obst, wenig Fleisch. Getränke: Kaffee und Wasser

Farben: gelb, grün, blau

Im Zuge der Akkupunktur werden lokale Punkte, vor allem Lendenwirbelsäule, Brustbereiche, rechte Ferse punktiert. Darwin P; kein Punkt retro und BL62 und Thalamus.

HYPNOSE:

Im Zuge der Hypnose wurde eine Treppeninduktion mit *Safe Place* als Induktionstechnik genommen. Vor dem Einschlafen wurde die Patientin angehalten ihren Safe Place aufzusuchen und die lokalen Punkte zu massieren.

ERGEBNIS:

Rückblickend fühlte sich die Patientin auf der Intensivstation gut betreut, schon am zweiten Tag wurde eine Akkupunktur der lokalen Punkte an ihr durchgeführt. Am Safe Place war eine Heilquelle mit einem großen Heilstein als Kraft- und Energiequelle vorhanden. Kraft und Energie wurden wie eine Lichtquelle gebündelt und auf die verletzten Areale gelenkt, die in einem blauen Licht erstrahlten und die Schmerzen wegschmelzen ließen. Das Bild, das dazu verwendet wurde, war Schmelzen wie Schnee in der Sonne.

SCHLUSSFOLGERUNG:

Als Nebendiagnose fand sich wegen einer Elektrolytverschiebung die Notwendigkeit einer kaliumreichen Infusionstherapie, welche zu Gefäßirritation geführt hatte. Mittels Hypnose wurde der Schmerz in die Infusionsflasche zurückgeschickt und dort vollkommen aufgelöst. Die Trancearbeit erfolgte täglich vor dem Einschlafen über die Heilquelle und Energie der Heilsteine. Die Schmerztherapie konnte deutlich reduziert werden und Knochen- und Muskelaufbau forciert werden. Die Patientin fühlte sich nach 3 Monaten gesund, körperlich kaum eingeschränkt.

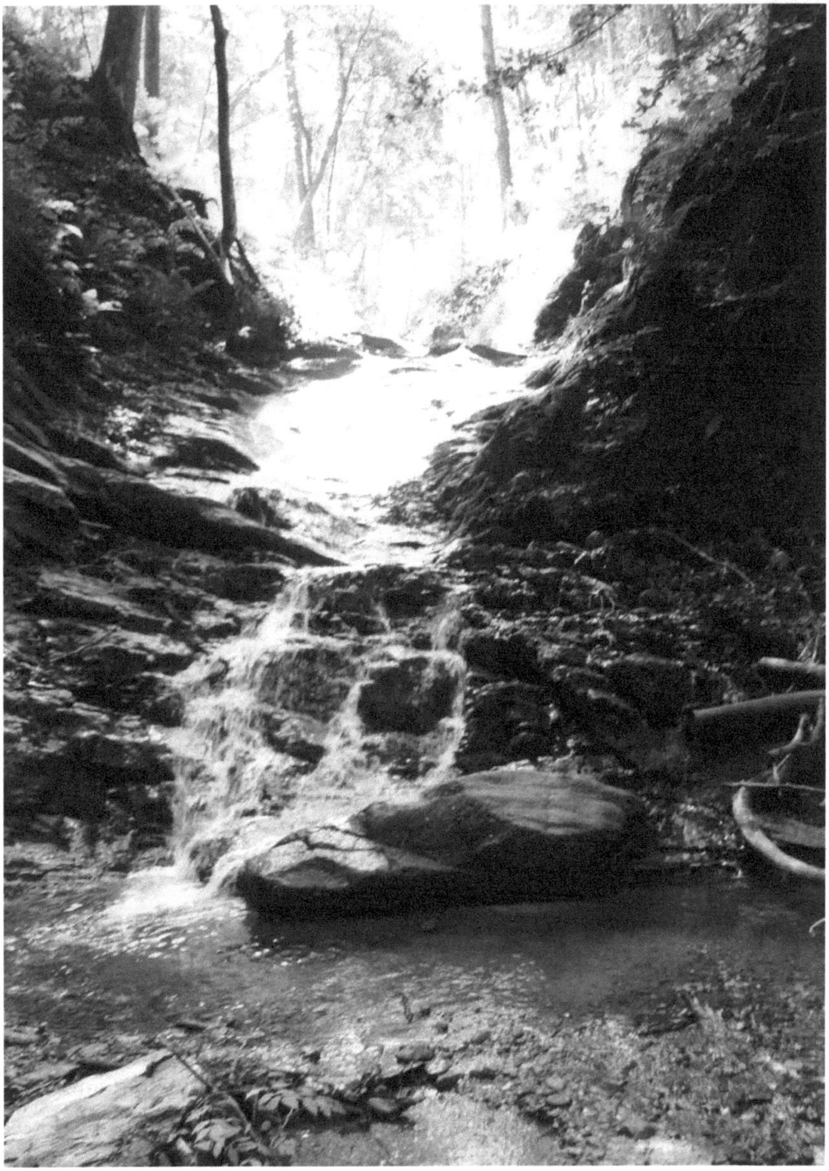

Fall 34 – Erschöpfungssyndrom – Ein Schmetterling schlüpft

ANAMNESE/DIAGNOSTIK:

30 Jahre alte Patientin, verheiratet, 2 kleine Vorschulkinder. Fühlt sich überfordert mit dem Wiedereinstieg ins Berufsleben als Krankenschwester, der Gatte ist ein selbstständiger Unternehmer. Patientin ist pflichtbewusst, überfürsorglich, kümmert sich um ihre Kinder, ihren Gatten, ihre Eltern, findet aber keine Zeit für sich selbst, nicht einmal zum Essen bzw. ist dafür zu müde. Sie möchte ihren Aufgaben gerecht werden, mehr Zeit für ihre Kinder und Familie haben, sorgt sich um deren Gesundheit, möchte sich frei fühlen wie ein Schmetterling. Zu ihren Hobbies gehören Rad fahren, schwimmen, spazieren gehen.

Familienanamnese: beide Elternteile waren krebskrank, haben sich beide erholt und die Krebserkrankung überstanden. Schwester sehr introvertiert, lebt bei den Eltern. Bevorzugte Jahreszeit ist Frühling. Der Schutzbaum ist die Eiche. Element: Holz, Farben: orange, blau, nachtblau, grün (Wiese).

Ernährung: liebt Wiener Schnitzel vom Hendl mit Petersilienkartoffeln und gemischten Salat, trinkt gerne Apfelsaft und Wasser.

Der kontrollierende Zyklus Holz/Erde scheint aus dem Gleichgewicht. Die junge Patientin fühlt sich überfordert, hat Angst, nicht ausreichend für ihre Kinder da sein zu können. Ihr gestörtes Essverhalten führt zu Schwäche, Müdigkeit.

AKUPUNKTUR/TCM:

Die Akkupunkturpunkte wurden über Blütenessenzen ausgesucht (kalifornische und australische Blütenessenzen). Zur Akkupunktur MP2 links: She Oak besonders deutlich. Psychische Punkte: Bourdiol rechts + P1 links,; BL62: Fairy lautern, Sunflower; Lunge 1 Angst: forget me not, Rechts Punkt der Autoaggression.

HYPNOSE:

Die Hypnose führt über Punktfixation und Treppeninduktion zu einem wunderschönen Safe Place mit prachtvollem Schmetterling, der gerade seiner dunklen Puppenruhe entschlüpft ist ... Freiheit... Stärke .... Weisheit.... Schönheit ..... Lebenskraft..... die wie bunte Ballons die Sorgen und Probleme in unendliche Weite entschweben lassen. Hier kann sie Kraft und Energie auftanken.

ERGEBNIS:

Deutliche Besserung aller vom Patienten angegebenen Beschwerden.

SCHLUSSFOLGERUNG:

In der Trance-Arbeit kehrt sie täglich zu ihren Safe Place zurück um Kraft und Energiezufuhr aufzufüllen um zu erkennen was für sie wichtig ist. Rückmeldung am nächsten Tag. Die Patientin konnte nach langem erstmals gut und viel essen, gut schlafen. Sie hat den Mut zu persönlichen Veränderungen gefasst (Friseur etc.). Sie hat beschlossen Hilfe in Anspruch zu nehmen um ihren Lebensstil-Veränderung wahrnehmen zu können. Nach längerer Zeit, bei einer neuerlichen Visite, zeigte sich, dass dies ebenfalls erfolgreich war.

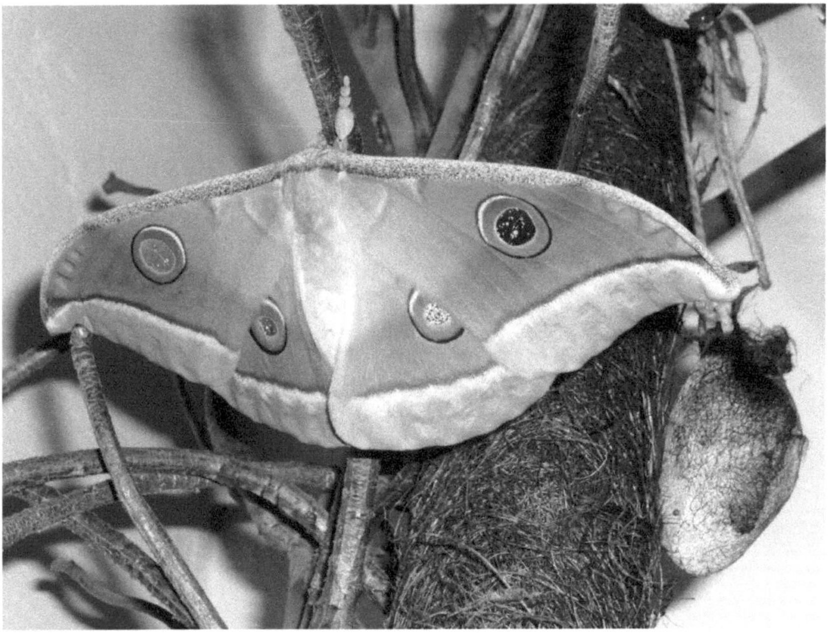

Fall 35 – Schmerzen und der Kraftbaum (Aus dem Lehrbuch der Hypnoakupunktur: Dorfer, Gasser, Kaindlstorfer)

ANAMNESE/DIAGNOSTIK:

Herr H. 65 Jahre alt – Seit über 40 Jahren leidet Herr H. unter stärksten Gelenks-, Muskel-, und Knochenschmerzen von etwa 8-9 auf der Schmerzskala von maximal 10 Punkten. Der Schmerz imponiert als eher dumpf, wie eine drückende „Leere", ähnlich einem Vakuum. Zusätzlich bessert leichter Druck und Massage die Symptomatik. Zudem hat der Patient seit über 30 Jahren Verdauungsprobleme mit wechselnden Zuständen von Obstipation und Diarrhoe. Als Grunderkrankung wurden Borrelien ausfindig gemacht. Es imponiert eine Neuroborreliose, alle drei Borrelienstämme sind positiv und therapieresistent. Kein Ansprechen auf Antibiotikagabe. Dem Patienten wurde gesagt, er müsse mit dem Schmerz zu leben lernen. Mit großem Leidensdruck und tiefer Verzweiflung bei mir vorstellig geworden.

Status:

Zunge: Zungenkörper: straff, Ränder aufgeworfen, Farbe: gerötet, leicht livide, am Zungenrand kleine Blutungen und Teleangiektasien, Belag: im hinteren Areal (Niere) gelblich, auf der gesamten Zunge wenig, dünner Belag, gestaute Unterzungen-Venen

Puls: Kraft: gespannt vor allem in der Leberlokalisation (Mitte links), schwach in der Nierenposition vor allem links (Nieren-Yin), Frequenz: beschleunigt (als Zeichen des Yin-Mangels), Ebene: tiefer Puls.

Diagnose: Leber Qi-Stagnation (beinahe jedes Schmerzsyndrom beinhaltet eine Leber-Qi-Stagnation), Nieren-Yin-Schwäche (erkennbar an den Knochen- und Gelenksschmerzen, am Puls und am Zungenbefund), Lungen-Qi-Schwäche (mit dem Symptom der Immunschwäche und der chronischen Borrelien-Belastung).

AKUPUNKTUR/TCM:

TCM: (jede einzelne Diagnose muss in der Therapie berücksichtigt werden): Leber-Qi harmonisieren, Nieren-Yin-aufbauen, Lungen-Qi-stärken

Allgemeine Regel zur Punkteauswahl: Im Folgenden werden viele Punkte, die alle therapeutisch passend wären, angeführt. Aber nur die aktiven Punkte werden der folgenden Auswahl entnommen, das heißt nur die Punkte, die druckschmerzhaft sind oder mit Hilfe des RACs bestätigt werden können. Diese aktiven Punkte werden genadelt. Die individuelle Auswahl der Punkte kann von einer Sitzung zur anderen wechseln. Daher empfehle ich, jedes Mal die gesamte Liste der Punkte zu prüfen und die aktiven Punkte in Ihrer Karteikarte zu vermerken, damit Sie eine lückenlose Dokumentation der Therapie erreichen.

a) *Lokale Punkte:* im Bereich der aktuellen Schmerzen, mit sedierender Stichtechnik, eventuell zarte Elektrostimulation der gestochenen Punkte in der Art, dass ein Stromverlauf entlang der Meridiane entsteht. Anwendung der Zangentechnik, das heißt, dass genau gegenüber des punctum maximum des Schmerzes (Triggerpoint) ein zusätzlicher Punkt hinzugefügt wird. Damit kann der Schmerz bildlich in die Zange genommen werden. Über die „Zange" kann hervorragend eine Stromstimulation angewendet werden.

b) *Fernpunkte:* Luo Punkte bei akuten Schmerzsituationen, wobei der Luo-Punkt des gerade betroffenen Meridians gemeinsam mit dem Quellpunkt des gekoppelten Meridians gegeben wird. Lungen-Qi-Stärkung: Lu 9, Lu 7, der Wasserpunkt Lu 5, Di 11 als Tonisierungspunkt am gekoppelten Meridian, Nieren-Yin Aufbau mittels Ni 3, Ni 6 (zur zusätzlichen psychischen Beruhigung), Ni 10, KG 3, KG 4. Harmonisierung der Leber mittels Le 2, Le 3 (am wahrscheinlichsten), Le 4, Bl 18 und Le 14.

c) *Übergeordnete Punkte:* Kardinalpunkte aufgrund des langen und hartnäckigen Verlaufs der Erkrankung: Gb 41 und 3E 5, die Antischmerzpunkte Di 4 und Ma 36

HYPNOSE:

Ich bitte dich, dass du dir einmal vorstellst, dass du vor einem anmutigen und wunderschönen Baum stehst, einem Baum, der so mächtig und kraftvoll für dich wirkt, dass du ihn genauer betrachten kannst, so kannst du einmal zu Boden blicken, vor deinem inneren Auge einmal vorstellen wie der Untergrund dort ist und wie es für diesen Baum sein mag mit seinen Wurzeln tief verankert zu sein in diesem Untergrund, so als ob du selbst nachvollziehen könntest wie das wäre, wenn du mit den Fußsohlen ein klein bisschen einsinken würdest, dieses riesen Netzwerk aus Leitbahnen und Wurzeln ganz klein von Verzweigungen dient diesem Baum dazu mehr und mehr zu wachsen, zu gedeihen, kannst deinen Blick weiter nach oben wandern lassen, wo der Stamm beginnt aus dem Boden heraus zu treten und du kannst deine Hand einmal an die Rinde dieses Baumes legen und versuchen einmal zu spüren wie die Rinde, die Unebenheiten sich anfühlen auf deiner Handfläche und wie die Kraft diese strömende Energie, diese Lebenskraft dieses Baumes, all die guten Stoffe aus der Wurzel hinaus und hinauf in die Krone des Baumes leitet, so kannst auch du einen Blick heben, hinaufblicken die Äste beginnen sich vom Stamm abzuspalten, sich verzweigen immer weiter, immer kleiner, kleinere Astgabeln bis zu den kleinsten Zweigen und dir einmal vorzustellen wie im Laufe der Jahreszeiten sich diese Krone, und dein Schmerz verändert während der

Stamm... ...er selbst bleibt, du selbst bleibst... ...und die Zeit der Blüten, der Blätter, die Zeit der Früchte, der Samen und dann schließlich eine Zeit der Kahlheit, des Winterschlafs übergeht und tagein, tagaus trotzdem dieser Energiefluss von der Erde hinauf, hoch in den Himmel gegeben ist, das kann richtig angenehm sein, nach so langer Zeit, wieder einzutauchen in die innere Wahrnehmung deiner Selbst alleine oder begleitet, behütet jedenfalls von deinem Kraftfeld, von dem, was dich trägt auf deinem Lebensweg, das auch diesen Baum gedeihen lässt in Vollkommenheit, in einer Schönheit, die einen Menschen staunen lässt, sodass du die Hand ein klein bisschen hineinfließen lassen durch diese Rinde hindurch und dabei selbst dir vorstellst wie es sein mag ein Baum zu sein, so kannst du dich jetzt beginnen zu verwurzeln, dich in diesen Boden einpflanzen und deine Fersen hineinfühlen in die Erde, du kannst dir einmal vorstellen, wie es wäre und dazu lade ich dich ein, einmal die Energie des Bodens, die Urkraft dieser Natur über die Fußsohle aufzunehmen und hinaufströmen zu lassen über deinen Baumstamm, über deine Beine höher fließen zu lassen – wie ein Fluss aus Kristallwasser, der deine Schmerzspitzen wegwaschen wird, ...durch die Akupunkturpunkte hindurch über die Meridiane hinein in den Rumpf, in den Bauch, als ob jemand eine Lichtquelle angeschaltet hätte in dir mit funkelnden Sternen so wunderschön, so erleuchtet kann diese Urkraft dich durchfluten und hinaufströmen in dein Herz, sodass es dir warm wird und jeder Atemzug kann diese Kraft verteilen über den Stamm in die Äste, deiner Arme und hinauf in die Krone, über den Hals einströmen in das neuronale Netzwerk all deiner Nervenzellen, all der unterschiedlichen Zentren, des Ruhezentrums, aber auch, das ist ganz besonders nämlich das Schmerzzentrum, vielleicht fällt dir auf, dass es Bereiche gibt, wo diese Äste frei sind und der Saft fließen kann, da gibt es Bereiche, die sind von Schmerzen blockiert und wenn wir nun einmal so einen Knotenpunkt herausnehmen, dann lade ich dich einfach einmal ein dort die Türe zu öffnen und hinein zu schweben in diese Welt, die in diesem Knotenpunkt gespeichert ist...

Der Patient kann nun – in dieser tiefen Trance einmal erleben, wie sich seine tägliche Schmerzwirklichkeit auf einzelne Knotenpunkte verlagert. Derart kann dieser allgemeine, immerfort stark beeinträchtigen-

de, Schmerz verlagert werden. Wie die Jahreszeiten den Baum verändern, so kann plötzlich auch dieser Schmerz einmal verändert werden:

...so als ob du hineinfallen würdest in eine Leichtigkeit, hineinfallen würdest in ein Bild, das du bereits sehr gut kennst, da ist diese Wiese und diese Mauer, all die Felsen mit den Problemsteinen, mit den Schmerzsteinen... ...und da ist auch dein Lebenshaus neben dran und manche Menschen können nun, wenn sie möchten diese Problemsteine und Schmerzsteine formen und sie als Bausteine in Frieden einbauen oder einbetonieren in ihr Lebensfundament – einen und dann den anderen oder den nächsten oder vielleicht doch diesen – du weißt schon, den du schon so lange hast – vielleicht passen auch ein paar Teile gar nicht in den Keller dieses wunderschönen Hauses oder können als Baustein nicht verwendet werden, wenn du möchtest kannst du diese in den Korb des Heißluftballons legen, den du auch bereits von deinen kleinen Reisen in die unendlich große Tiefe – sehr gut – schon sehr schön kennen gelernt hast und so kannst du, wenn du möchtest die Steine aufteilen in Bausteine und in Steine, die du am liebsten wegschickst, aufteilen in diese beiden Gruppen, sodass sie wie der Korb des Ballons mehr und mehr füllt und auch das Haus verstärkt das Fundament...

Hier wird mit der Tranceerfahrung des Patienten aktiv gearbeitet: Das Lebenshaus als Bild, der Keller und das Fundament mit den Bausteinen als Metapher verwendet, gibt dem Patienten die Möglichkeit, sich aktiv für eine Verarbeitungsstrategie zu entscheiden – auch der Heißluftballon ist ein solches Bild und der Korb mit den Problem- und Schmerzsteinen dazu die Metapher, denn der Korb entfaltet die Möglichkeit, „unpassende Steine" zu entfernen:

...komplett mehr und mehr du selbst werden darfst, lass dir Zeit dabei, es ist gar nicht so einfach aber mit Hilfe ... durchaus schaffbar und wie du weißt, ist es gar nicht notwendig genau den Worten zu folgen, sondern vielmehr einzutauchen in ein meditatives Gefühl, das wie ein Bild sein kann, ein Gespräch in deinem Innersten ... wo du dem gegenüber stehst, der dir helfen wird deinen Lebensweg weiter nach vorne blickend und alle Dinge, die geschehen sind, gefestigt – sehr gut – eingebaut, vielleicht magst du mit ihnen gemeinsam einmal zusehen wie sich dieser schwere Korb mit einem großen Heißluftballon langsam vom Untergrund dieser Wiese abheben kann und indem der Ballon nach oben zieht, sich mehr und mehr von euch entfernt... der Schmerz leiser wird... sich zu verändern beginnt... weniger wird... sehr gut... und noch weniger... leichter und die Schmerzfarbe sich wandelt.... genau, jetzt... ...sehr gut... mehr und mehr und immer weiter fließt... wie der Atemrhythmus leichter wird, wird dieser Ballon ganz selbstständig sich von dir mit einem Gleiten entfernen und immer kleiner werden während du ihm nachblickst ... früher oder später nach dem alles erledigt ist, ...es sind Augenblicke, die du nun ganz dafür verwenden darfst, von diesem Felsen der Probleme Steine zu verwenden, um aktiv nach vorne zu blicken, um tiefer zu sinken und während dein Geist tief versinkt, steigt der Ballon höher, so kannst du dir vorstellen, dass mit diesem Höhersteigen deine Arme, die mittlerweile Zweige eines leichten Lebensbaumes sind, ebenfalls leicht werden, dass die eine oder andere Hand beginnen kann ganz unmerklich abzuheben und während du selbst noch gar nicht weißt, welche Hand leichter ist, kann sich dein Unbewusstes bereits entscheiden, mit dem Höhersteigen der Hand wird die Leichtigkeit zunehmen, so als ob du selbst einen Ballon um dein Handgelenk gebunden bekommst, dass dich am Handgelenk zuerst nur ganz ruckweise und leicht auf der einen Seite mehr nach oben zieht und mit jeder Wahrnehmung der Leichtigkeit...

Die Armelevation bewirkt nun auch in der kinästhetischen Wahrnehmung eine „Bejahung“ des Erlebens in Trance – es wird spürbar, dass sich in dieser Trance etwas verändern wird:

...immer freier werden von den Schmerzen der Vergangenheit... ...wirst du mehr ankommen in dir, so kann die Hand die ganz feinen Bewegungen fort führen, während der Rest des Körpers und vor allem dein Geist tiefer sinkt, so weit nach innen blickt, dass du mit der eigenen Seele verbunden mit der Seele des Baumes gemeinsam im Wind und in den

Sonnenstrahlen wahrnimmst, wenn du nach oben schaust wie über dir der freie Himmel sich öffnet, wenn die letzten Gedanken wie Wolken vorüber ziehen und dann aufzureißen und einen blauen, strahlenden Himmel der Freiheit über dir zu öffnen und wenn es Nacht wird und die Sterne auf dich herunter leuchten, fliegst du hinauf in die Vergangenheit all dieser Sterne … kannst deinen Blick hinausfließen lassen während die Arme noch leichter – sehr gut – mehr und mehr deinem eigenen Tempo...

Es erfolgt nun eine Weiterführung der Trancearbeit und die Induktion der Trance wechselt mit dem Entfernen der Nadeln hin zu neuen Suggestionen, welche die eigentlichen Bilder im Unbewussten festigen und verstärken:

...früher oder später und um diese angenehme Leichtigkeit das Schweben des Blickes hinaus wie ein Lichtstrahl noch zu verstärken, möchte ich dir die Nadel entfernen und einmal bei der rechten Seite beginnen, dass du durch diesen Zug nach außen ...bis zum Ellbogen... jedes einzelne gezogene... und immer leichter und mit jedem Punkt freier wird – sehr gut – dass nun alles fließt ...über die Fingerspitzen und über diese Leichtigkeit nach vorne strömen darf, werden die Augen entspannter, du kannst auch diese Energie als Baum dorthin lenken um alles zu unterstützen, was dir gut tut ...sehr gut... ...und auf der linken Seite ebenfalls durch einen Zug nach außen – all das wahrnehmen und auch hier alles zu fließen beginnen darf, alles leicht wird, alles hinaus ins Universum strömt und auch bei deinen Beinen zuerst auf der rechten Seite wieder durch diesen Zug nach außen immer mehr alles fließt und alles leicht wird – sehr gut machst du das – du kannst dich selbst als Baum einmal vorstellen wie fest verankert im Leben du bist mit all deiner Erfahrung und in dir die Sehnsucht spürst ganz du selbst zu sein als der Mensch, der du wirklich in deinem Innersten ganz authentisch erfahrbar sein kannst ...so wie auf der linken Seite durch den Zug nach außen alles fließt, alles leicht wird, so als ob man sich selbst die Hände reicht, kannst du ganz für dich einmal beginnen die frohe Botschaft der Liebe in dein Herz hineinfluten zu lassen … während der Blick hinaus strömt durch die Galaxien und an den Sternen und Planeten vorbei, du selbst dich so verbunden spürst mit diesem Universum, schmerzfrei, der Natur, der Schöpfung um dich herum, dich als kleinen Baustein schätzen lernst und dabei die Freiheit hast auch frei von deinen Schmerzen zu werden, eben weil du weißt wie sehr du als deine innerste Kraft ...genau... völlig authentisch wahrnimmst in einem Strom aus Wärme, deinem Glücksgefühl du immer mehr von diesen Knotenpunkten in den Ästen des Lebensbaumes entdecken kannst und wie bereits vorher kannst du bei jedem Knotenpunkt, den du findest, eine Türe öffnen und hineintreten und dann in seinem Innersten zu spüren, warum dieser Knoten immer noch aktiv ist und welche Knoten du lösen und von wo du dich loslösen kannst … so kann jeder die Freiheit im Herzen trägt, in jedem noch so engem Raum den freien Herzschlag, den freien Atem und eine Sicherheit und Ruhe ausstrahlen, die er aus der innersten Wahrnehmung spürt … immer tiefer, mit jedem Atemzug noch tiefer und mit jedem Atemzug noch tiefer hinein sinkst und das Gefühl auf einem schneebedeckten, wunderschönen, glitzernden Hang zu stehen, auf die Wälder zu blicken, hinab ins Tal und hinauf Richtung Gipfel zu schauen und dann weiter zu marschieren Schritt für Schritt auf dem weichen, glitzernden Schnee zu stapfen … und dadurch immer weiter und weiter zu gehen, den Frieden, die innerste Freiheit ganz tief in dein Herz zu lassen, sodass du in jeder Situation deines Lebens, in jedem Augenblick Anschluss hast an deine innere Selbstwahrnehmung und du genau an diesen Punkt verspürst, dass du Kraft, Energie ausstrahlst egal wie beengend die Lebensumstände sein mögen … und du weiter, tiefer einsinken kannst … die Freiheit im Herzen und die Lebensenergie kreisen zu lassen während die frische Luft, der glitzernde Tag im Freien, der Pulverschnee, deine Langlaufschi, die mit gleitenden Schritten dich auf diesen Weg begleiten und jetzt lade ich dich ein, dir vorzustellen, dass du tatsächlich auf einen Gipfel kommst und anstatt eines Gipfelbuches, auf dem du dich sonst eintragen würdest, liegt völlig offen und frei dein Lebensbuch, das kannst du dir jetzt einmal sofort wie du es in deinen Gedanken konstruieren würdest im Lebensbuch mit deinem Einband einer Einleitung sogar...

Über das Hobby des Patienten wird nun ein weiteres Bild kreiert: anstelle des Gipfelbuches ein Lebensbuch als Metapher verwendet, in das der Patient nun seine neuen Erfahrungen und Beschlüsse notieren kann:

… dein Lebensbuch, das als Symbol für dein gesamtes Leben dient und dich begleitet dein Leben lang … und wenn du auf diesem Gipfel oben dann das Buch aufschlägst, dann gehe behutsam damit um, mit einem liebevollen Blick, denn es sind deine Erlebnisse und Erinnerungen, die dich als Menschen ausmachen … lass dir einmal Zeit mit dieser Vorstellung, dass bereits alles, was du erlebst hast, niedergeschrieben wurde und es daher einfach nur von diesem Gedankenexperiment dir die Möglichkeit gibt, Dinge, die in diesem Buch stehen als gegeben anzunehmen … so wie diese Borreliose... sehr gut.... immer mehr und tiefer hinein zu blicken, immer weiter, immer mehr und noch tiefer, sodass dein Unbewusstes nun ganz tief verankern kann, die Veränderung der Wahrnehmung zu all den Dingen, die passiert sind bis zum heutigen Tag vor allem während den Schmerzspitzen, so lade ich dich ein, dich getragen zu fühlen und geborgen und mehr und mehr ganz als du selbst aus diesem Baum heraus aufzutauchen mehr und mehr als du selbst, so wie du bist und deinen Energiespeicher dort anzufüllen über deine Handfläche und über die Fußsohlen alles aufzunehmen, was dir gut tut, sodass die innere Batterie wieder vollgeladen wird, der Tank bis oben hin gefüllt mit Kostbarem...

Nach der Verankerung wurde dem Patienten eine langsame Rückführung zu dem ersten Bild (der Baum) ermöglicht und schließlich erfolgte die behutsame Ausleitung aus der Trance:

...und so lade ich dich ein, deinen Körper beginnst wieder mehr und mehr zu spüren, deine Arme und Beine und deren Stellung im Raum genauso wie deine Fingerspitzen, Zehenspitzen während alles in die Tiefe sinkt, kannst du das Schöne und Gute mitnehmen, so lade ich dich ein, vielleicht noch fünf tiefe Atemzüge zu nehmen und mit jedem

Atemzug wieder mehr zurück zu kehren ins Hier und Jetzt und dann nach dem letzten Atemzug wieder deine Augen zu öffnen und wieder ganz anzukommen – hier in diesem Raum – sehr gut machst du das...

Herr H. hatte hier seine neunte Hypnoakupunktur-Sitzung. Mit jeder Trance hatte sich seine Schmerzwahrnehmung in der Farbe, der Intensität und auch der Qualität verändert und war nach der sechsten Sitzung mehr zu einem dumpfen, gelben Kratzen in zwei Gelenken geworden. Dieses Kratzen hat dann mehr und mehr abgenommen und ist nach dieser Sitzung nur noch ein leichtes Jucken gewesen. Der Haupt-Akupunkturpunkt für Herrn H. war der

Weitere Metaphern zum Thema Schmerz:

Farbskala verändert sich von Rot zu Grün
Ton wird von schrill und einschneidend zu einer eigenen Melodie
Schmerzqualität verändert sich zu einem leichten Jucken
Lernen, Schmerzspitzen ganz unbewusst „weg zu atmen“

<u>ERGEBNIS:</u>

Deutliche Besserung aller vom Patienten angegebenen Beschwerden. Die Leber Qi-Stagnation (beinahe jedes Schmerzsyndrom beinhaltet eine Leber-Qi-Stagnation), die Nieren-Yin-Schwäche (erkennbar an den Knochen- und Gelenksschmerzen, am Puls und am Zungenbefund) und die Lungen-Qi-Schwäche zeigten eine deutliche Besserung.

SCHLUSSFOLGERUNG:

5-Elemente-Lehre und Meridiane: Das zugehörige Element für Herrn H. ist entweder *Wasser:* mit der Witterung: Kälte; dem Yin-Organ: Niere; dem Yang-Organ: Blase; dem Sinn: Hören; dem Sinnesorgan: Ohr; dem Körpergewebe: Knochen; dem Gefühl: Furcht; der Lautäußerung: Seufzen; der Flüssigkeit: Urin und dem Meridian: Niere; oder aber das Element ist *Holz:* mit der Witterung: Wind; dem Yin-Organ: Leber; dem Yang-Organ: Gallenblase; dem Sinn: Sehen; dem Sinnesorgan: Auge; dem Körpergewebe: Sehne; dem Gefühl: Zorn; der Lautäußerung: Geschrei; der Flüssigkeit: Tränen und dem Meridian: Lebermeridian und/oder Gallenblasenmeridian. Punkt Di4 und als Bild hatte er zu Beginn den Lebensbaum, dann die farbigen Knoten und zuletzt dann das Lebensbuch am Gipfel seines Berges. Die Therapie ist damit soweit abgeschlossen und der starke Schmerz zu einem leichten Jucken verwandelt worden. Herr H. hat jedoch die Trance und seine Bilder so sehr genossen, dass er von sich aus gerne weiterhin einmal im Monat zu einer Hypnoakupunktur kommen möchte.

(***Hypnoakupunktur*** - Die Symbiose zweier großer Methoden, 2018, CM-Verlag, Abdruck der Textpassage mit freundlicher Genehmigung Dorfer, Leopold; Gasser, Robert; Kaindlstorfer, Clemens)

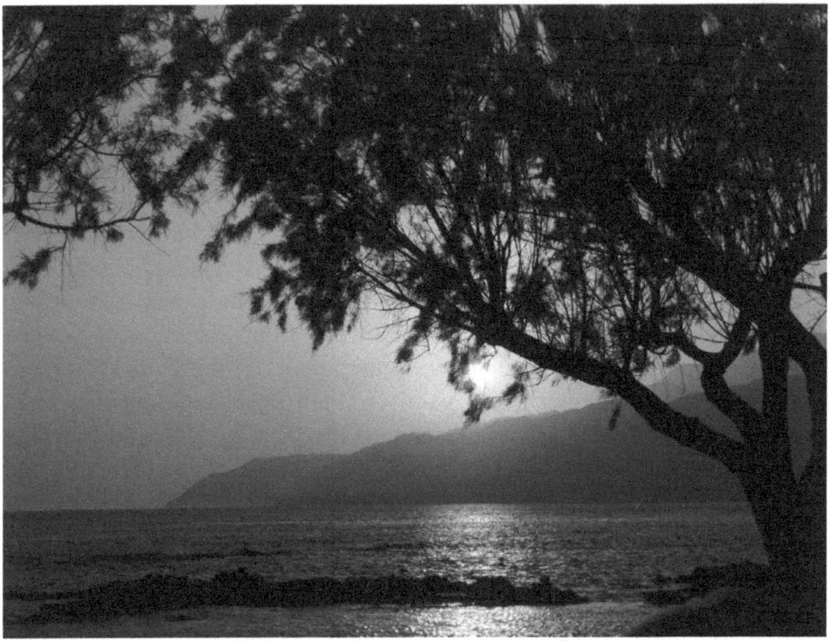

Fall 36 – Abnehmen

(Aus dem Lehrbuch der Hypnoakupunktur: Dorfer, Gasser, Kaindlstorfer)

ANAMNESE/DIAGNOSTIK:

Frau M. 57 Jahre alt – Zuletzt ein BMI von 42,1 errechnet – Hat bereits nach eigenen Angaben 24 verschiedene Diät- und Therapieprogramme absolviert. Sie berichtet von vielen Dingen, die sie eigentlich gerne erreichen würde als bereits geschaffte „Tatsachen", die sie nach eigenen Angaben ja bereits durchführen würde – Beispielsweise viel Sport betreiben, eine ausgewogene Ernährung halten, etc. De facto konnte sie das aber nie adäquat umsetzen und es ergab sich seit nunmehr 7 Jahren eine stetig und alljährlich eine Gewichtszunahme von etwa 5-8 KG und ständig begleitender Spontanschweiß. Als Begleiterkrankungen unter anderem arterielle Hypertonie, Hypercholesterinämie und Hyperlipidämie, ein Typ II Diabetes Mellitus sowie eine langjährige Raucheranamnese. Einzig glaubhaft verändert hatte die Patientin ihr Rauchverhalten – sie sei nach 30 Packyears nun bereits seit drei Jahren Nichtraucherin. Die anderen Punkte ihrer Anamnese waren ein Wunschdenken der Patientin, also ein Zustand, den sie gerne erreichen würde. Dies gibt Aufschluss über zwei wesentliche Dinge: Die Motivation der Patientin, tatsächlich etwas umzusetzen (der Schritt, rauchfrei zu werden) und eine klare Zielvorstellung (Sport und Ernährung zu optimieren).

Status:

Zunge: Körper: deutlich geschwollen mit Zahneindrücken, Farbe: blass, Belag: sehr feucht, fadenziehend, leicht schaumig

Puls: Kraft: kräftig, voll, schlüpfrig, vor allem in der rechten, mittleren Position (Milz), *Frequenz:* langsam, Ebene: tiefer Puls

Diagnose: Milz-Qi Schwäche (Symptome: Adipositas, Schleim, Denkstörungen, metabolisches Syndrom), Lungen-Qi Schwäche (Symptom: Spontanschweiß), Schleim, Yin-Fülle

AKUPUNKTUR/TCM:

TCM: Milz-Qi stärken und Milz-Yang anregen, Lungen-Qi stärken, Schleim ausleiten, Yin-Fülle ausleiten

a) *Lokale Punkte:* Als lokale Punkte werden die Shu-Mu Punkte der Milz und der Lunge verwendet, die über den cutivisceralen Reflexbogen direkt auf die Organe wirken: Bl 20 - Le 13 sowie Bl 13 - Lu 1
b) *Fernpunkte:* Am Milzmeridian werden getestet die Punkte MP 2, 3, 4, 5 (Trockenheitspunkt, sehr wahrscheinlich), MP 6 und 9, am gekoppelten Magenmeridian Ma 36, 40, 41, für die Lunge Lu 9, 7, 5 und Di 11
c) *Übergeordnete Punkte:* KG 17 und MP 21 zur psychischen Stabilisierung, MP 9 und Ma 40 zum Ausleiten des Schleims, MP 9 leitet auch übermäßiges Yin aus, He 9 zur geistigen Anregung und zu Stärkung der „Mutter", denn der Herzmeridian tonisiert die Milz über die Mutter-Kind Regel.

HYPNOSE:

Heute möchte ich dir als erste Selbsthypnosetechnik - sozusagen die Basistechnik - einmal zeigen, wenn du an einem Abend von der Arbeit heimkommst und für dich wirklich einen Ort gefunden hast, wo du Ruhe finden kannst, ob du dir eine Musik reinlegst oder nicht, ist ganz dir selbst überlassen. Es soll ein Ort sein, wo du dich gemütlich hinlegen kannst, die Augen schließen kannst und du vielleicht durch einen Wecker oder Handy eine Uhrzeit einstellst – eine halbe Stunde oder dreiviertel Stunde – die das Ganze dann beendet. Also nach diesem Ablauf, nach dieser Zeit ist das Ganze wieder fertig – und wenn du dich dann hinlegst, dann fängst du einmal bewusst an zu atmen, auf die Atmung zu schauen und zwar so zu atmen, dass du wirklich einmal die Grenze der Lunge mit jedem Einatmen spürst – vorne und auf der Seite und auch hinten, rundherum hat die Lunge Grenzen ...mal beobachten, wie weit sie atmen kann, mit jedem Atemzug kannst du mehr in dich hinein fühlen und einmal schauen, wie sich die Lunge verschiebt, größer wird, sich ausdehnt und dann ganz locker wieder zusammen fällt, und so ist es auch mit unserem Körpergewicht – jede Sekunde neu, und doch... ...und dann kannst du noch mit deinen inneren Gedanken einfach Gutes und Neues einatmen und Ruhe in diesem Augenblick und all das was am Tag war, alles was stressig war, ausströmen lassen, verschiedene Situationen, die dir vielleicht in den Sinn kommen, bewusst hinaus zu atmen, du kannst richtig fest ausatmen, aber ansonsten sollte das noch alles ganz passiv sein, ganz leicht geschehen - diesen Atemfluss, das ist alles noch der bewusste Teil und da spielt es noch gar keine Rolle wie weit deine Gedanken noch kreisen, weil es die Einstimmung ist und du kannst es jetzt genau so direkt mit mir mitmachen...

Die Patientin lernt nun, dass es durch diesen Zugang in die Trance einen direkten und bewusst gesteuerten Einstieg gibt, der dann verwandelt wird und sich in die inneren Bilder einer Trance vertieft. Derart kann sie den Alltag vorüberziehen lassen, den Stress hinausatmen und freier und leichter werden. Zudem hat die Patientin die Suggestion, dass die Lunge und deren Ausdehnung sich ebenso wie das Körpergewicht ständig verändert – dass diese Veränderung zum Leben dazugehört. Das ist Trancelogik – im logischen Denken hat das Körpergewicht absolut nichts mit der Lunge und der Atmung zu tun, im Unbewussten werden so jedoch innere Suchvorgänge gestartet und im „Yes-Set“ dieser Situation kann die Patientin auch diesem Paradoxon zustimmen.

...einmal wirklich alles Gute einatmen, die Ruhe, die Entspannung und dann den heutigen Tag hinaus strömen lassen, dann lade ich dich ein, so wie du daliegst mit den geschlossenen Augen diese Dunkelheit, die da ist, das quasi vor deinem inneren Auge... zu betrachten... sehr gut - und eine Farbe kann mehr und mehr beginnen, präsent zu werden – eine Farbe, die du dir einfach aussuchen kannst und die zuerst klein und dann immer größer den ganzen Blickhorizont, links und rechts und oben und unten, mehr und mehr auszufüllen beginnt, diese Farbe kann ganz bestimmte Eigenschaften haben, pulsierend wie so eine Energie, sie kann wärmend oder kühlend auf dich wirken, du kannst dir vorstellen, dass sich die Farbe zwischen Augapfel und Augenlid genau in dem Spalt, wo der Tränenfilm sich über das Auge ausbreitet, dass dort diese farbige Kraft mit allen Eigenschaften, die für dich angenehm sind … nun mehr und mehr der Atemrhythmus schon selbständig geworden ist, dieser ruhige Fluss, dass du mit jedem Ein- und Ausatmen fast so wie die Wellen in einem Ozean, diese Gezeiten von Ebbe und Flut, dieses Strömen der Luft kann diese Farbe mitnehmen auf dem Weg von den Augen hinab, einmal nach hinten in die Ohren hinein und dann über den Nacken in die Lunge, sodass dieser Strom, dieser Fluss von den Augen weg hinabströmt über den Hals und nun stell` dir einmal vor, wie es wäre, wenn du die Atmung über die Grenzen der Lunge hinaus weiter tragen kannst, dass mit jedem Einatmen auch die Luft in den Bauchraum strömt – dorthin, wo du Veränderung möchtest... sehr gut machst du das... - ...und ein bisschen in die Schultern und so auch diese angenehme Kraft in dir, diese Energie von oben herab fast wie Kristallwasser über die Schultern strömt und hinunter in deinen Bauch – mit jedem Atemzug kannst du nun bewusst deine Gedanken so steuern, dass du weiter und tiefer atmest in die Arme und über die Ellbogen hinunter in den Unterarm bis nach vorne mit jedem Atemzug wirst du die Grenze deines Körpers an den Fingerkuppen, den Fingerspitzen erreichen und genau so auch über den Bauchraum in das Becken und über den Bereich des Beckens hinab in die Beine fließt und bis über die Knie hinunter die Unterschenkel und über die Füße nach vorne strömt, jeder Atemzug und da kann das Bild der Farbe, diesen farbigen Strom Linien fließen sehr hilfreich sein, so kann diese farbige Kraft auch unten bei deinen Zehenspitzen ankommen und auch so die Grenze deines Körpers darstellen - wie die Brandung am Meer über Jahre und Jahrtausende hinweg das Ufer formt, diese Landschaft verändert, kann auch die Übung des Atmens deine Körperlandschaft verändern, kann deinem Körper die Möglichkeit geben, Dinge und Parameter ganz neu einzustellen – dein Verhalten, dein Gewicht, deine Motivation... genau – um so zu mehr Kraft zu kommen und auch den härtesten Tag sauber zu verarbeiten, damit er nicht als Gewicht hängen bleibt und auch bestehendes Gewicht kann so jetzt, wenn du möchtest, abgeatmet werden...

Diese Reise durch den Körper ermöglicht der Patientin einen neuen Zugang zu der eigenen „Körpergrenze" – Ihre Körperlandschaft (bildlich gesprochen) hat wie die Kontinente der Erde ihre eigenen „Uferzonen" – diese verändern sich mit den Gezeiten von Ebbe und Flut und können so auch nachhaltig verändert werden. Sie kann, wenn sie möchte nun unbewusst einen neuen Weg einschlagen – eine Entwicklung: Wie aus einer Raupe, die zunächst noch gefräßig ist, kann ein leichter und anmutiger Schmetterling entstehen!

...während das Bewusste hier an seine Grenzen gerät, beginnt in diesem Bereich nun die Wahrnehmung von dem Unbewussten heraus und so kannst du ganz unbewusst die Atmung weiter führen, die Wellen der Energie fließen lassen und nun über die Grenzen deines Körpers hinaus, über die Fingerspitzen und Zehenspitzen hinaus zu atmen, man kann sich vorstellen, dass man in einen Raum hinein atmet, in deinen innersten Raum, den du bereits kennen gelernt hast auf deinen anderen Reisen, der immer wieder auch anders ausschauen kann … und auch heute einfach so ist, wie er für dich gerade passend wäre – nun stell dir vor, dass diese Farbe hineinfließt in diesen Raum, mit jedem Atemzug sich mehr und mehr wie ein Bogen beginnt aufzuspannen über die Zehenspitzen und Fingerspitzen hinauf wie ein Bogen, den man zieht mit jedem Atemzug höher und höher und dieser Bogen kann schließlich zu einem farbigen Kreis werden, der oben über deine Augen, über die Stirn wie warme Sonnenstrahlen der im Gesicht wieder einströmen und diesen Kreislauf erneuern, mit jedem Atemzug stellst du somit die Verbindung her zwischen deinem innersten Raum der Ruhe und der Freiheit und der derzeitigen körperlichen Situation, sodass dieser Energiekreis immer mehr zu fließen beginnt, genau – stell dir einmal vor wie es wäre, wenn du dort eine kleine, kleine Raupe beobachtest – dort in diesem Raum... und wie sie auf einem Blatt sitzt und in ihrer eigenen

Art und Weise isst und isst... und wie sie dabei größer wird und schließlich, als sie ausgewachsen ist, immer dicker wird und immer runder... ...genau... ...und während sich diese leuchtende Energie immer mehr ausbreitet und diesen Raum erfüllt kannst du dir im Unbewussten einmal vorstellen, wie es damals war, als du selbst noch ungeboren warst im Mutterleib, über die Gefäße, die dich ernährt haben, alles Gute aufgenommen hast ganz automatisch und die Schadstoffe, Produkte des Körpers, abgeben konntest … so kann man sich das ungefähr vorstellen mit diesem inneren Raum, diesem Energiefluss, du selbst bist, wie der Embryo geborgen und beschützt ist, der farbige Fluss... und nun stell dir einmal vor, dass sich ein Embryo auch verändert – genau, sehr gut – so wie sich auch diese runde Raupe verändern kann, sich verwandeln kann und sich einpuppt... ...und dabei reglos und starr wird... ...sehr gut, ganz tief entspannt... ...und so die Gefäße, der Raum, dieses Universum - das ist der Ort, der uns ernährt, der uns Lebensraum gibt auf dieser Welt und an dem du alles abgeben kannst, was dich stört all die Hüllen, all die Anspannung, all das, was dir zu viel ist und was du zur Zeit noch wie einen zusätzlichen Rucksack durch das Leben trägst...

...während du oben über deine Augen und über die Stirn all die Früchte und all das Gute unserer Erde, des Universums aufnehmen kannst, ein regelrechter Fluss, der da fließt, der alle Zellen umspült fast wie Kristallwasser so klar und um diesen Fluss zu verstärken, kannst du verschiedene Dinge einbauen in diesen Kreislauf zum Beispiel deinen Lieblingsbaum, sodass die Energie über dessen Wurzeln und Stamm hinauf fließt und so noch verstärkt, mit noch mehr Kraft zurück fließen kann in dich oder Bilder, die du kennst aus deinen Erlebnissen oder aus einem Urlaub, wo du dich ganz wohl gefühlt hast, denn auch die positiven Erinnerungen aus deinem Leben können all die Dinge verbessern, die jetzt gerade störend sind und weil die Augen der Punkt der Aufnahme dieser Kraft sind, profitieren sie als aller erstes von diesem Fluss, du tust damit auch deinem Auge und der Sicht der Dinge, mit denen du auf die Welt blickst etwas sehr Gutes während die Akupunktur auf einer tieferen Ebene noch die Körpersysteme dahinter verändert – sehr gut machst du das – du kannst diesen Energiekreis darauf steuern einmal höher, einmal tiefer, sodass er einmal mehr durch die Mitte fließt, einmal mehr über die eine Seite oder die andere, dort wo das Gewicht deines Lebens gerade jetzt stärker ist, kann es durch diesen leichten Fluss leichter und freier werden... So wie aus der Starre des Kokons eine wundervolle Verwandlung geschieht... ...so kann es auch bei dir werden ... so als ob du eine Türe schließen würdest, die das Gewicht dämpft... ...und gleichzeitig öffnet sich eine andere Türe und ein bezaubernd schöner Schmetterling fliegt in seiner ganzen Grazie und Leichtigkeit hindurch... ...probiere ruhig ein bisschen aus wie sich der Raum deines Innersten verändert mit den unterschiedlichen Farben und wie die Ruhe jede Zelle erneuert, erfrischt, so als ob du eintauchen würdest wie ein Taucher in einen Ozean, so als ob du selbst schweben würdest in einem unendlich kostbaren Meer, das dich trägt, das dir alles gibt an Leichtigkeit, indem du frei bist von den Schutzwällen und Mauern, die sonst im täglichen Leben gerne aufgebaut werden und so du dir selbst gegenüber trittst in diesem Innersten und einmal ganz authentisch wahrnehmen kannst, wo du gerade stehst und wo du weiter hin möchtest – sehr gut machst du das – immer weiter, immer tiefer in die Entspannung so als ob du dich fallen lassen würdest in dieses Universum wie ein Lichtstrahl so wunderbar leuchtend oder wie Kristallwasser...

...mit jedem Atemzug in dem Bereich, wo es benötigt wird und um diesen Fluss zu verstärken und die Leichtigkeit von der du dich loslösen kannst und all den inneren und äußeren Vorstellungen werde ich dir die Nadeln, oben am Kopf beginnend entfernen und so die Flussrichtung nach unten noch verstärken, sodass du zuerst auf der Stirn durch diesen Zug nach außen ganz leicht eine nach der anderen und auch zwischen den Augenbrauen – sehr gut – du spüren kannst, wie dort ganz von selbst, ganz angenehm wie eine kleine Massage die Augen einströmend mit jedem Atemzug und in weiterer Folge nach hinten fließend zu den Ohren, du auch zuerst rechts durch den Zug nach außen und nach innen – sehr gut – frei von den Nadeln im Kopfbereich deinen Atemkreis und diesen Fluss hinab in den Hals sickern lässt, in den Nacken und über die Schultern zuerst nach rechts diesen Zug nach außen alles leicht wird und alles fließt die Handgelenke nach vorne und über die Fingerspitzen grenzenlos hinab hinaus in die unendliche Weite deiner innersten Wahrnehmung und so auch auf der linken Seite durch diesen Zug nach außen mehr und mehr dieser Fluss der Leichtigkeit – sehr gut – bis nach vorne über die Handgelenke alles leicht wird, alles fließt fast wie schweben und auch die Beine hinab zuerst auf der rechten Seite durch diesen Zug nach außen eine nach der anderen und auch hier alles hinab fließen darf die Veränderung deiner Wahrnehmung und auch auf der linken Seite kann durch diesen Zug nach außen der Energiekreis und diese farbige Kraft verstärken und alles nach unten fließen über die Zehenspitzen hinaus alles leichter werden während du die belastenden Dinge loslässt, kannst du jetzt frei von allen Nadeln dich ganz entspannen und in diesem entspannten Zustand noch viel intensiver spüren wie über die Augen diese Farbe fließt... Ich bitte nun dein Unbewusstes, mit aller Entschiedenheit den eigenen Lebensweg befreit neu zu gestalten – so kannst du zum Beispiel in Zukunft mehr essen, aber dafür auch mehr Sport betreiben, oder du kannst gleich viel essen, aber dafür andere Dinge, ...oder – wenn du das möchtest - auch weniger essen... ...genau, sehr gut - Es gibt viele Möglichkeiten, das eigene Körpergewicht zu verändern und du kannst nun unbewusst einen dieser Wege ergreifen... ...Und aus der Umgebung, aus dem Universum um uns herum kannst du alles Positive aufnehmen, kannst deinen Energietank auffüllen...

Nun wird die Patientin langsam wieder aus der Trance zurückgeholt:

...und somit kannst du auch jederzeit selbst entscheiden, wann es an der Zeit ist zurück zu kehren, ganz allmählich, wenn du die Atmung wieder mehr und mehr an deine Fingerspitzen zurück bringst und an die Grenzen deiner Zehen über die Fußsohle und über die Handfläche ...sehr gut... immer mehr wie Ebbe und Flut und diesen Bogen kleiner werden lässt bis du schließlich nur mehr innerhalb der neuen Grenzen deines veränderten Körpers atmest, diese Wellen nicht mehr über die Fingerspitzen hinaus in deinen innersten Raum schwappen, sondern kehrt machen und an den Punkt, wo die Haut der Fingerkuppen, der Zehenspitzen ...ganz neu gestaltet... – sehr gut – die Grenze zwischen Bewusst und Unbewusst ...genau... während von oben die Energie immer noch den Speicher füllt, den Akku auflädt, fast wie bei einer leeren Batterie, die alles Gute aufsaugt, dass der Energietank bis oben hin voll wird mit Kraft und mit Ruhe und währenddessen kann deine Atmung sich immer mehr zentrieren und zurück fließen zu deiner Lunge über die Unterarme und Unterschenkel über Knie und Ellbogen und über Oberschenkel und Oberarm hinein in den Körperstamm, das Becken, die Schulter und über den Magen hinauf und über das Herz hinein die Grenzen deiner Atmung wieder bei deinen Lungengrenzen ankommen ganz in deinem eigenen Tempo … und ansonsten kann das Geräusch eines Weckers, den du dir gestellt hast, auch ein Zeichen sein, dass diese Phase beginnt, wo du wieder mit dem Körper atmest und wo du die Atmung in den Raum hinein, in die Tiefe sinken lässt, all die Wahrnehmungen, all die Bilder in dir verankern darfst und nun mit einem vollen Energiespeicher wie nach einem langen, erquickenden Schlaf in aller Ruhe du wieder mehr und mehr die Stellungen deiner Arme und Beine im Raum wahrnimmst, meine Stimme wieder klarer wahrnimmst und so vielleicht mit fünf tiefen Atemzügen in deinem eigenen Tempo zurück kehrst ins Hier und Jetzt oder nach dem letzten Atemzug dann wieder die Augen öffnen kannst und auch die ganz entspannt wieder erholt sind – sehr gut machst du das...

Metaphern zum Thema Abnehmen/Lebensstil:

„Zwiebelschälen“

Körpergewicht auf einer Waage einstellen (wie RR oder Herzfrequenz und Atemfrequenz)

Aus dicken, alles verschlingenden Raupe wird leichter, wunderschöner Schmetterling

Schmelzender Eisberg

Aus Winter wird Frühling

ERGEBNIS:

Die Patientin war zur zweiten Sitzung gekommen und hat aktiv nach einer Selbsthypnosetechnik gefragt. Sie praktiziert Yoga und stößt körperlich an ihre Grenzen – daher ist die Motivation zur wirklichen Veränderung sehr groß. Die Trance selbst wurde dann nachbesprochen und der Punkt MP6 herausgetestet und der Patientin mitgegeben. Als Bild hat sie den wunderschönen Schmetterling sehr gut annehmen können – mit diesem möchte sie nun weiterarbeiten. Es wurden dann in Folge noch sechs weitere Sitzungen im Abstand von jeweils 2 Wochen absolviert und der Punkt veränderte sich zu MP9. Auch das Bild änderte sich – in den Trancen wurde die Patientin mehr und mehr zu einem Greifvogel – und sie veränderte über den gesamten Zeitraum nachhaltig und dauerhaft ihre Ernährungsgewohnheiten, sowie ihren Lebensstil.

SCHLUSSFOLGERUNG:

5-Elemente-Lehre und Meridiane: Das zugehörige Element für Frau M. ist *Erde:* mit der Witterung: Feuchtigkeit; dem Yin-Organ: Milz; dem Yang-Organ: Magen; dem Sinn: Schmecken; dem Sinnesorgane: Mund; dem Körpergewebe: Muskeln; dem Gefühl: Verlangen; der Lautäußerung: Gesang; der Flüssigkeit: Speichel und dem Meridian: Milz/Pankreas; Die Geschichte von der Raupe wird hier ganz langsam mit eingebaut und gleichzeitig werden dem Unbewussten unterschiedliche Türen geöffnet: So kann man mehr essen, aber dafür auch mehr Sport betreiben, oder man kann gleich viel essen, aber dafür andere Dinge, oder man kann weniger essen... Es gibt viele Möglichkeiten, das eigene Körpergewicht zu verändern und die Patientin kann unbewusst einen dieser Wege ergreifen. Es erfolgt die tiefe Weiterleitung in die eigenen, innersten Trancebilder und die Induktion wird nun durch das Entfernen der Akupunkturnadeln beendet und in die eigentliche Trancearbeit vertieft.

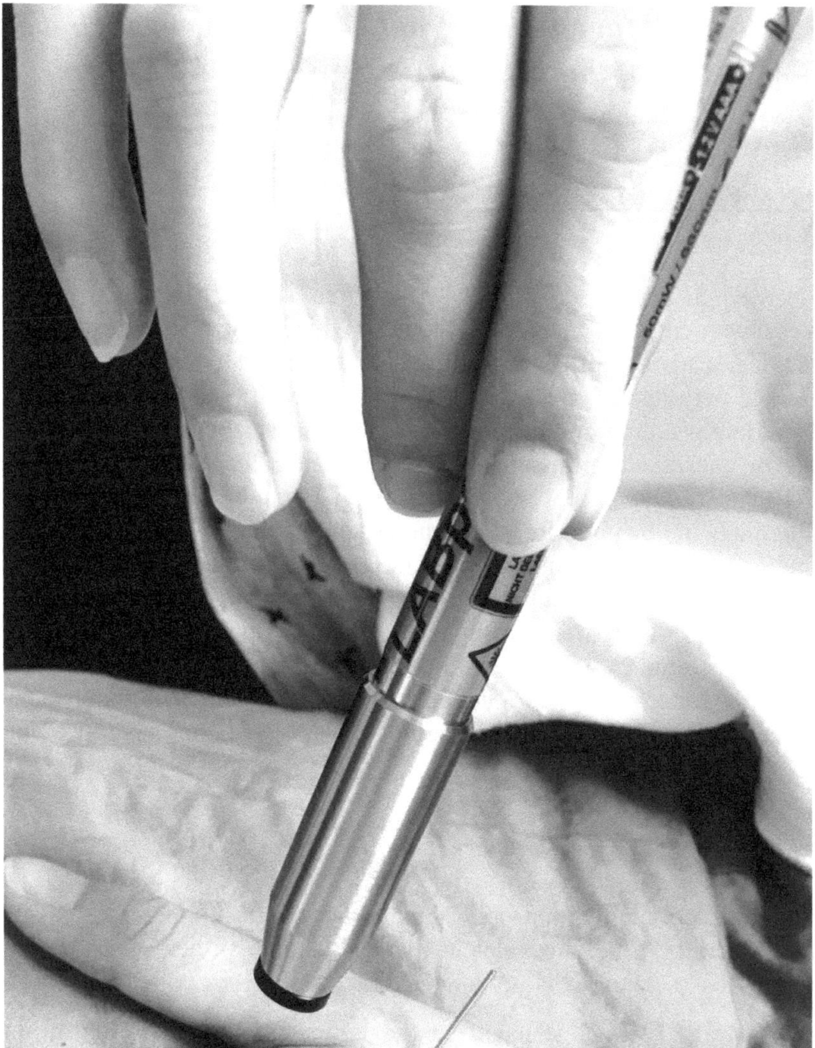

Fall 37 – Magen-Darmtrakt (Aus dem Lehrbuch der Hypnoakupunktur: Dorfer, Gasser, Kaindlstorfer)

ANAMNESE/DIAGNOSTIK:

Herr K, 56 Jahre – seit etwa 10 Jahren starke Magen-Darmtrakt-Beschwerden, läuft unter der Diagnose Reizdarmsyndrom und ist seitens der Universitätsklinik stabil/gut eingestellt. Dennoch hat Herr K. starke, periodische Beschwerden, welche wie Wellen durch seinen Unterleib wandern und wie ein Krampfen und Stechen imponieren. Auf der Schmerzskala gibt er in diesen schlimmen Phasen einen Wert von 9/10 Punkten an, in den Zwischenphasen ist er auf 3/10 Punkten – er ist allerdings nie Schmerzfrei. Mehr noch scheint Herrn K. aber die soziale und psychische Belastung durch seine stets wechselnden Stuhlgewohnheiten von plötzlicher Diarrhoe bis hin zu tagelanger Obstipation und teils unkontrollierbaren Blähungen zu sein. Er leidet sehr unter dieser „Stigmatisierung“ wie er sagt und hat laut eigenen Angaben bereits „alles an alternativen Möglichkeiten“ versucht und hängt nun seine letzte Hoffnung auf diese Kombinationstherapie aus Hypnose und Akupunktur.

Status:

Zunge: Körper: aufgedunsen, Zahneindrücke, Zungenränder aufgeworfen, zitternd, Farbe: blass, leicht livide, Makulae an der Seiten, Belag: sehr feucht, schaumig, Unterzungenvenen stark geschwollen

Puls: Kraft: kräftig, gespannt an der Leber-Position, schwach an der Milz-Position (Mitte rechts), Frequenz: leicht beschleunigt, Ebene: tief

Diagnose: Milz-Qi Schwäche (Durchfall, Blähungen), Dickdarm-Qi Schwäche (Durchfall, Reizzustand im Enddarm), Leber-Qi Stagnation (anfallsartig, Schmerzsyndrom, krampfartige Beschwerden, wechselnder Stuhl, Puls und Zungenbild).

AKUPUNKTUR/TCM:

TCM: Milz und Dickdarm tonisieren, Leber harmonisieren

a) *Lokale Punkte:* Bl 25 und Ma 25 für Dickdarm, für die Milz Bl 20 und Le 13
b) *Fernpunkte:* MP 2, 3, 4, 6 oder 9, Ma 40, Di 4, 6 oder 11, Lu 7 oder 9 – es wird also der gesamte vordere Umlauf der Energie aktiviert.
c) *Übergeordnete Punkte:* antispastische Punkte wie Le 3, 4, Gb 34, Dü 3, als Kardinalpunkte KS 6 und MP 4

HYPNOSE:

Mit der ersten Übung, und so wie du gerade da liegst... bitte ich dich, die Augen fest zusammen zu kneifen und wieder locker aufzumachen und jetzt nach links und rechts schauen, nach oben und unten und jetzt ganz leicht die Augen zumachen und gerade ausschauen, bitte, schau einfach einmal hinein in das Schwarz und versuch dir einmal vorzustellen deine Lieblingsfarbe oder eine Farbe, die gerade für dich angenehm ist, mehr und mehr diese Farbe sich ausbreitet in diesem Dunkel, in diesem Schwarz – eine Farbe, die der Schmerzfarbe entgegenwirkt und die mehr und mehr überwiegt – wie ein Gegensatz zu diesem brennenden Rot... ...und dabei bitte ich dich, dass du die Aufmerksamkeit ganz auf deine Atmung richtest das Ein- und Ausströmen der Luft und auf die Grenzen der Atmung, die Lungengrenzen und nun bitte ich dich, dass du mit jedem Atemzug diese Farbe von den Augen nach unten ziehst, so wie eine Welle, die am Ozean ans Ufer rollt und wieder zurück fließt, so wie die Gezeiten von Ebbe und Flut so kann dieses Strömen der Atemluft immer mehr von dieser Farbe hinunter ziehen, sodass es anfängt wie eine kleine Energie sich in deinem Körper hin und her zu bewegen... ...eine Energie, die ganz natürlich fließt und im eigenen Rhythmus sich bewegt und weiterleitet – so wie wir auch deinen Darm einladen, es der Atmung gleich zu tun... ...ganz genau, ich lade dich nun ein, dass du die Atmung mehr und mehr von deinen Gedanken her steuerst, ganz bewusst dir vorstellst, dass du weiter in deinen Bauch und deinen Darm hinein atmest und nicht nur das, sondern auch in die Schultern und über die Schultern in die Oberarme, indem du so ganz langsam die Grenzen der Atmung erweiterst, kann durch diesen Fluss, durch diesen Strom auch die Farbe mitfließen über die Arme und über das Becken hinab in die Beine mit jedem Atemzug wie eine Welle, die ankommt und wieder zurück fließt – sehr gut machst du das – immer weiter in die Ellbogen und Kniegelenke hinunter bis in die Hände und Füße, schließlich ganz an die Grenzen deines Körpers bis nach vorne zu den Fingerspitzen, bis nach vorne zu den Zehenspitzen, mit jedem Atemzug die Farbe wie Kristallwasser so klar strömen zu lassen…

...stell dir vor, dass die Atmung wie ein klarer Gebirgsbach alles mitnimmt und jede Zelle deines Körpers umspült ...hier kannst du deinen logischen Verstand bei Seite legen und kannst mehr und mehr ins Unbewusste eintauchen und dir vorstellen, dass nun der Atemstrom über die Fingerspitzen hinaus fließt und über die Zehenspitzen hinausströmt in eine ganz besonderen inneren Raum der Ruhe, diesen innersten Ort der Wahrnehmung, den du von nun als etwas Besondere, Neues kennenlernen darfst, der Ausgangspunkt aller Gedankenreisen sozusagen... ...sehr gut machst du das... - lass die Farbe dort wie einen Bogen hinein fließen, ein Bogen, der sich mehr und mehr vor dir aufspannt, mit jedem Atemzug wird der Bogen größer und durchfließt diesen Raum, wie in einem Filter, ein Filter, der alles hinausnimmt, was stört und der Gutes hinein gibt ...gute Gedanken und gute Veränderungen in deinem Körper, ein Pendel, das zunächst auf die eine, dann auf die andere Seite ausgeschlagen hat ...und nun... genau... in der Mitte zu Ruhe kommt... sich so dein Rhythmus langsam beginnt wieder einzupendeln... so wie früher...

Das Bild des Pendels symbolisiert die beiden Extreme: Diarrhoe und Obstipation – der Ruhende Pol in der Mitte wäre eine normale Verdauung. Derart kann das Unbewusste des Patienten nun langsam die eigenen Werte „einpendeln" und derart sich an die Genesung herantasten.

...und all diese guten, schönen Dinge können erneut oben bei deinen Augen ankommen und über die Stirn in dich hinein fließen, sodass aus diesem Bogen ein Kreis wird, ein Kreis, an dem du teil hast, du selbst Teil dieses Kreises bist und wie eine sanfte Massage kann dich alles angenehm streichen wie Kristallwasser so schön klar, tiefer durchfließen in den Kopf, in den Hals und mit jedem Atemzug über Arme und Beine durch den ganzen Körper durch und über die Fingerspitzen und über die Zehenspitzen hinaus in diesen Raum hinein, der dir Kraft gibt und die Erinnerungen, die dir gut tun, der positivste Ort dieser Welt, der schönste Platz, den du mit jeden teilen kannst, wenn du möchtest oder mit jedem Kontakt haben kannst, den du gerne hast, dich begleitet, so als ob dich dieser Mensch die Hand auflegt, dieser Energiestrom die Augen der eigenen Farbe pulsierend – sehr gut – tiefer hinein fließt in dich und dich mit guten Dingen versorgen, gesunden Dingen, die dich immer mehr und mehr ganz und gar dich selbst werden lassen, in deinem Körper kannst du alles abgeben, was dich belastet ...so als ob du dir vorstellen würdest, dass vor dir ein großer, großer Heißluftballon ist und in diesem Korb des Ballons kannst du alles hineinlegen, das dich stört, alles was du loswerden möchtest, die Ängste, die Schmerzen, die Körperwahrnehmung, die unangenehm war... ...sehr gut machst du das... ...und dann diesen Ballon mit jedem Atemzug weiter hinaus steigen zu lassen, hinfort fliegen und in die Ferne, in die Weite, in die weite Ferne, in die Unendlichkeit... ...bis er nicht mehr wahrnehmbar ist – sehr gut – währenddessen fließt der Kreis dieser Energie und reinigt den Körper, reinig den Darm und lässt ihn langsam heilen... genau... über die Fingerspitzen und Zehenspitzen spannt sich der Bogen nach oben, der Kreislauf des Lebens, so wie die Erde sich dreht, die Sonne aufgeht jeden Tag beginnt und auch bei dir jeden Augenblick die strahlende Schönheit und Stärke der eigenen Wahrnehmung, so lade ich dich ein, noch ein bisschen tiefer all diese Dinge sinken zu lassen, diese Wahrnehmung und dir ganz klar zu werden über diese Übung, die du jederzeit selbst ausführen kannst, bei der dir alles möglich ist … über diesen Ballon, der davon fliegt…

...und um dieses Bild noch zu verstärken, möchte ich dir die Nadeln entfernen, so dass du eine nach der anderen zuerst rechts beim Ellbogen durch diesen Zug nach außen genau einfach einmal spürst wie es sein kann auch am Unterarm bis nach vorne am Handgelenk durch diesen Zug nach außen alles zu fließen beginnt sehr gut immer weiter, immer weiter nach vorne immer mehr und mehr ausgezeichnet, so dass du rechts ganz eintauchst dann auch auf deiner linken Seite zuerst beim Ellbogen durch diesen Zug nach außen bis nach vorne zum Handgelenk durch diesen Zug nach außen sehr gut und bis nach ganz vorn alles fließt über die Fingerspitzen hinaus das leicht wird und du mit deiner zweiten Hand eintauchst ganz und gar und bei deinen Beinen zuerst beim rechten Bein durch diesen Zug nach außen bis nach vorne alles zu fließen beginnt und auch auf der linken Seite durch diesen Zug nach außen und nach vorne alles über die Zehenspitzen hinaus und über einen silbernen Faden verbunden mir dir, kannst du auch deinen Brustkorb diesen einen Punkt auf der rechten Seite beim Schlüsselbein spüren sehr gut durch diesen Zug nach außen über deine Stirn hinauf bis zum Scheitel, wo der dieser silberne Faden als Sicherheit sich immer wieder verbindet mit dir und durch diese Sicherheit dich nun ganz fallen lassen kannst jetzt die letzte Nadel gezogen, du ganz frei ganz leicht wirst und durch diesen silbernen Faden geleitet eintauchst all die Bilder noch einmal wahrnimmst, deinen persönlichen Ort, die Wanderung, der verschwindende Ballon, die Farben... ...und das alles unter dieser sanften Decke versinken zu lassen in diesem Nebel des Unbewussten... und immer tiefer... sehr gut ...so kann es zum Beispiel sein, dass der Kreis mal durch deine Mitte fließt und ein anderes mal über deine linke Seite, durch deine linken Darmabschnitte oder deine rechte Seite, durch deine rechten Darmabschnitte und dir so dein gesamter Darm neu und mit erneuerten Kraft die Strahlen der Farbe, all die Zellen und Strukturen deines Darmes erfüllt mit Energie, sodass du plötzlich eintauchen darfst in eine wunderschöne Berglandschaft, in der du mit deinem Rucksack Schritt für Schritt losgehen darfst in die totale Freiheit und Grenzenlosigkeit der strahlenden Natur, all die Schönheit, die dich weiterbringt und auch dort durchfließt dich dieser ewige Kreislauf, dieser Umlauf, der deine Verdauung heilt, der deine Seele heilt und der dich ganz und gar du selbst werden lässt, frei von allen Dingen, die vorher störend und unangenehm waren und so lade ich dich ein, diesen Bogen wieder mehr und mehr zurück fließen zu lassen...

Es kommt zur Rückführung der Trancebilder und zur Ausleitung aus dieser ersten Reise ins Unbewusste:

...sodass du schließlich immer kleinere Bögen atmest und wieder bei den Zehenspitzen und Fingerspitzen ankommst und dann mit jedem Atemzug wieder mehr und mehr dich zu sammeln wieder mehr und mehr zu spüren wie du daliegst über deine Beine und Arme wieder die Grenzen deiner Lunge zu erreichen die Finger- und die Zehenspitzen wieder zu spüren, alles Gute und Schöne mitzunehmen von dieser Reise, diesem Ausflug auf den Berg, dass du noch einmal Kraft tankst von der Sonne, von der Aussicht dort oben und all dies aufnimmst während du weiteratmest und vielleicht mit fünf tiefen Atemzügen zurückkehrst in diesen Raum, zurückkehrst ins Hier und Jetzt oder dann die Augen wieder öffnen kannst – sehr gut ...

Metaphern zum Thema Magen-Darm-Trakt:

Anspannende (Stellvertreter-)Geschichte führt zu einem losgelösten Lachen am Ende

Beengende Räumlichkeit weicht einer weiten Weide, in eine (augen-)weidende Weite

Schlingen lösen – aus dem gewonnenen Seil eine Hängematte knüpfen, in die sich der Darm legen darf

ERGEBNIS:

Der Patient war siebenmal bei mir und mit jeder Sitzung wurde sein Leidensdruck gemindert. Auch wenn das Reizdarm-Syndrom nie ganz verschwunden war, so waren nach der letzten Sitzung doch die Schmerzen kaum noch wahrnehmbar und die Stigmatisierung für ihn kein Thema mehr – er fühlte sich frei und gelöst und für das Leben wieder motiviert und „auf Schiene gebracht". Der wichtige Akupunkturpunkt wechselte in jeder Sitzung von Ma40 über Di9, Di10, Ma36, Le3, Gb43 und zuletzt Di1. Das Bild blieb immer gleich – es war sein Lieblingsberg und die Wanderung mit Aufstieg, Ausblick und Pause und anschließendem Abstieg.

SCHLUSSFOLGERUNG:

Der Patient lernt hier bereits in seiner ersten Sitzung was es bedeutet, wenn die Selbstheilungskräfte des Körpers aktiviert werden – er erfährt die Freiheit spürbar durch sich hindurchströmen und kann derart selbst Teil dieses Heilungsprozesses werden. Zudem werden jetzt die Akupunkturnadeln entfernt und der Patient kann die Bilder und Metaphern nun in der Trancearbeit zu direkten und indirekten Suggestionen werden lassen. Auch hier verwende ich die Atem-Induktionstechnik und verknüpfe sie wieder mit einer Farbe. Das kann einerseits die Schmerzen gut einfangen und andererseits hat der Patient so die Möglichkeit, in vollster Freiheit auch den ruhigen Atemrhythmus weiter und tiefer in den eigenen Körper hineinzulegen. Es ist die erste Sitzung mit dem Patienten und daher werden zunächst einmal allgemeine Plätze geschaffen. Da der Patient jedoch bereits zu Beginn sehr tief mitgeht, wird auch bereits in der Induktion mit der Trancearbeit begonnen

5-Elemente-Lehre und Meridiane: Das zugehörige Element für Herrn K. ist Erde: mit der Witterung: Feuchtigkeit; dem Yin-Organ: Milz; dem Yang-Organ: Magen; dem Sinn: Schmecken; dem Sinnesorgane: Mund; dem Körpergewebe: Muskeln; dem Gefühl: Verlangen; der Lautäußerung: Gesang; der Flüssigkeit: Speichel und dem Meridian: Milz/Pankreas; oder aber, das Element ist Metall: mit der Witterung: Trockenheit; dem Yin-Organ: Lunge; dem Yang-Organ: Dickdarm; dem Sinn: Riechen; dem Sinnesorgan: Nase; dem Körpergewebe: Haut und Haar; dem Gefühl: Trauer; der Lautäußerung: Weinen; der Flüssigkeit: Schleim und dem Meridian: Dickdarmmeridian; oder aber das Element ist Holz: mit der Witterung: Wind; dem Yin-Organ: Leber; dem Yang-Organ: Gallenblase; dem Sinn: Sehen; dem Sinnesorgan: Auge; dem Körpergewebe: Sehne; dem Gefühl: Zorn; der Lautäußerung: Geschrei; der Flüssigkeit: Tränen und dem Meridian: Lebermeridian und/oder Gallenblasenmeridian;

(Hypnoakupunktur - *Die Symbiose zweier großer Methoden, 2018, CM-Verlag, Abdruck der Textpassage mit freundlicher Genehmigung) Dorfer, Leopold; Gasser, Robert; Kaindlstorfer, Clemens)*

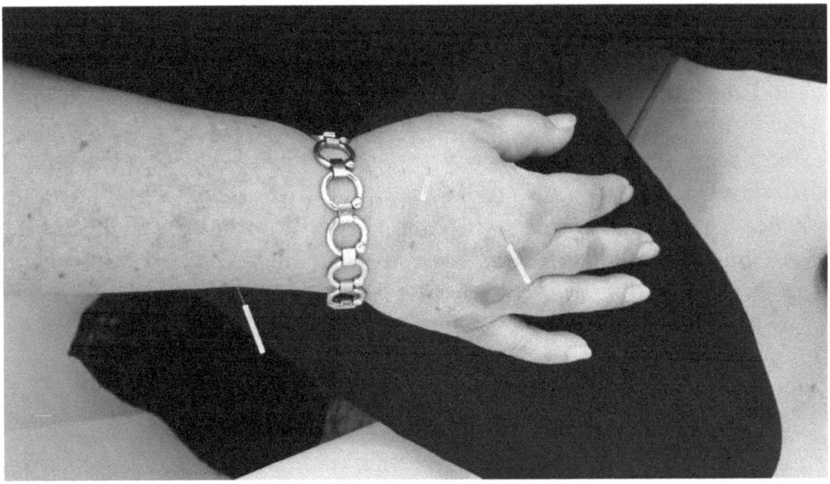

Herausgeber:

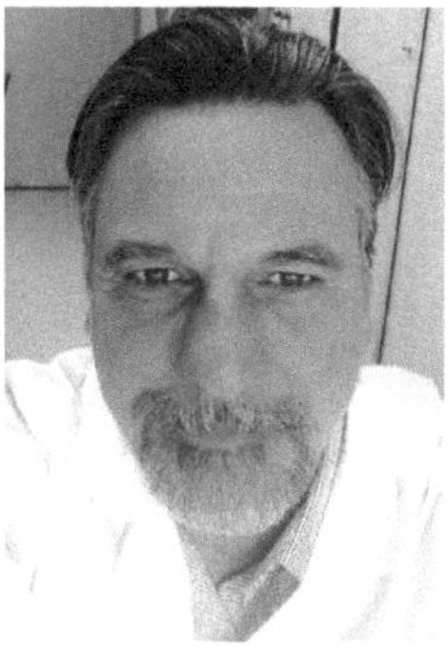

Univ.-Prof. Dr. med., PhD. (Oxford, UK) arbeitet als Herzspezialist an der Medizinischen Universitätsklinik, Graz und unterrichtet seit zwanzig Jahren an der Medizinischen Universität Graz sowie im Rahmen zahlreicher Ausbildungen (u.a. der Ärztekammer für Steiermark) Medizinische Hypnose. Zahlreiche Forschungspreise und Publikationen.

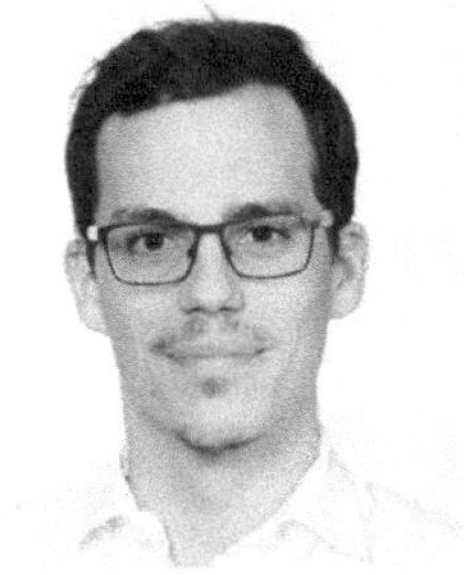

Dr. med. Clemens Kaindlstorfer promovierte an der Medizinischen Universität Graz, ist ausgebildet in Akupunktur und Medizinischer Hypnose, Vorstandsmitglied der Österreichischen Gesellschaft für Medizinische Hypnose und Mitbegründer der Hypnoakupunktur als Therapie. Er arbeitet als Arzt am Konventionsspital der Barmherzigen Brüder in Linz an der Augenabteilung.